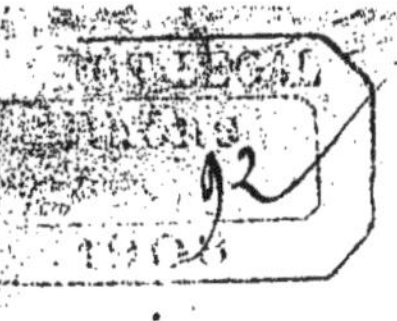

Dr Jean CHAZAL

ANCIEN EXTERNE DES HÔPITAUX DE LYON

De l'intervention sanglante

primitive

dans les fractures du coude

chez l'enfant

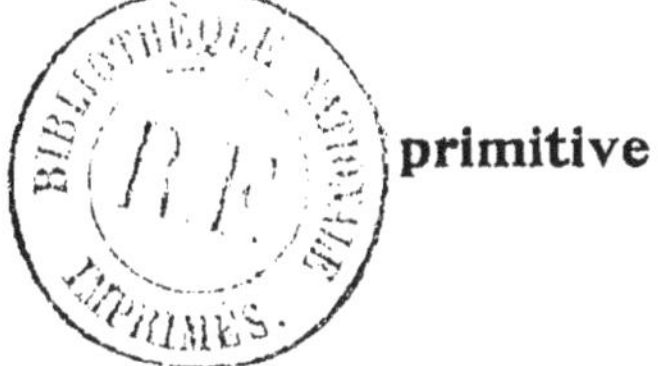

LYON
IMP. RÉUNIES

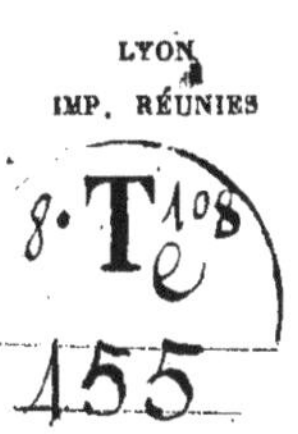

DE L'INTERVENTION SANGLANTE

PRIMITIVE

DANS LES FRACTURES DU COUDE

CHEZ L'ENFANT

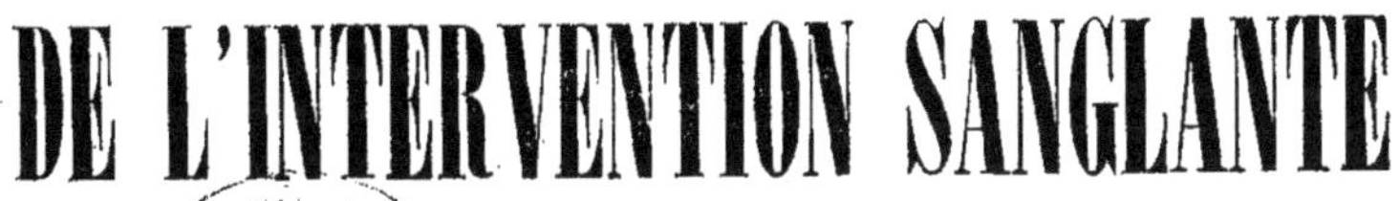

DE L'INTERVENTION SANGLANTE

PRIMITIVE

DANS LES FRACTURES DU COUDE

CHEZ L'ENFANT

PAR

Le Dr Jean CHAZAL

ANCIEN EXTERNE DES HÔPITAUX DE LYON

LYON

IMPRIMERIES RÉUNIES

8, RUE RACHAIS, 8

—

1908

A LA MÉMOIRE DE MON PÈRE

A MA MÈRE ET A MA SŒUR

*Faible témoignage de ma recon-
naissance et de mon affection.*

À Monsieur le Professeur ROLLET

Notre Président de Thèse.

À notre Maître Monsieur le Docteur VIGNARD

CHIRURGIEN A LA CHARITÉ

L'inspirateur de notre travail.

INTRODUCTION

Depuis qu'on apprend à soigner rationnellement les
fractures, en utilisant les données de la radiographie, il
est une difficulté que tous les chirurgiens ont rencontrée :
c'est l'impossibilité d'obtenir une réduction très exacte
et de maintenir cette réduction; d'où résulte une consolidation vicieuse, qui peut être très préjudiciable aux
fonctions du membre malade.

Ces difficultés se voient surtout pour certaines variétés de fractures diaphysaires, parmi lesquelles nous citerons les fractures du tibia au tiers inférieur.

Elles existent encore pour les fractures épiphysaires.
Le voisinage de l'articulation crée alors des indications
spéciales de traitement. La nécessité de ne pas compromettre les fonctions articulaires oblige à une réduction
très exacte. Par malheur, la petitesse des fragments et
la gravité du retentissement articulaire rendent très difficile cette réduction.

Il n'est donc pas étonnant que, depuis très longtemps,
les chirurgiens, non confiants dans les résultats d'une
réduction non sanglante, aient cherché d'autres moyens
plus efficaces de réduction et de contention. Ces moyens
leur ont été fournis par le traitement opératoire. Ainsi
que le fait remarquer Tuffier, dans un article récent « la

radiographie les conviait à intervenir et l'asepsie les y
autorisait ».

Depuis que les premiers chirurgiens, Kearny Rodgers,
en 1825, Flaubert en France, puis Difenbach et plus tard
Langenbeck, ont osé porter le bistouri sur un foyer de
fracture fermée, les progrès réalisés par cette nouvelle
branche de la chirurgie ont été énormes. Aux désastres
des premiers jours ont fait suite de nombreux succès.
Avec l'avènement des doctrines antiseptiques, la question a pris toute son ampleur. Actuellement, chaque
pays compte ses partisans convaincus de l'intervention
sanglante. Nous citerons, en France, les professeurs
Nélaton, Berger, Quénu et surtout Tuffier.

Nous rappellerons, en Angleterre, le nom du chirurgien Arbuthnot Lane, et surtout, en Belgique, les noms
des deux grands champions de l'intervention sanglante
primitive : Elie Lambotte et Albin Lambotte, chirurgiens
de l'hôpital d'Anvers.

En parcourant les comptes rendus des nombreux congrès où cette question s'est trouvée discutée, on peut se
convaincre qu'une évolution s'est accomplie. Actuellement, les chirurgiens se divisent encore en deux groupes :
1° les partisans d'une expectative, quoi qu'il arrive.
Ceux-ci se rappellent une phrase que Péan prononçait
à l'Académie de médecine, le 21 décembre 1897 : « Il ne
faut jamais toucher au foyer d'une fracture. » 2° Les
partisans d'une intervention sanglante, précoce et préventive, qui mette à l'abri des dangers d'une fausse réduction.

Jusqu'ici, nous n'avons pas parlé des fractures qui
nous intéressent. Nous aurions pu, nous occupant des

fractures de l'adulte, trouver dans de nombreux travaux antérieurs un long historique que nous n'avons pas voulu faire, car il n'a pas sa place ici. Nous limitant à la fracture du coude de l'enfant, nous n'avons pu recueillir qu'un petit nombre de documents. Peu d'interventions sanglantes primitives ont été faites. Il semble qu'on ait jusque-là considéré que le tout jeune âge était une contre-indication opératoire.

Cependant, la fracture du coude de l'enfant n'est-elle pas, *a priori*, une de celles qui justifient le mieux l'intervention ? Il est très fréquent qu'on ne puisse pas la réduire et plus fréquent encore que, l'ayant réduite, on ne puisse pas maintenir la contention des fragments. En immobilisant le malade, on permet à la consolidation de se faire dans des conditions défectueuses et, dans presque tous les cas, on laisse se constituer, presque à coup sûr, de très mauvais résultats. Ce pronostic grave de la fracture du coude de l'enfant n'est, actuellement, plus contesté. Il fut une époque (voir discussion à la Société de chirurgie, de 1880) où certains chirurgiens, Després entre autres, émirent l'opinion que les fractures du coude guérissaient en raison même du soin qu'on met à ne pas y toucher. « Je suis d'avis, disait Després, que quand on place des attelles autour de ces fractures, et que quand on serre ces attelles contre le membre, avec des bandes, on produit des déplacements qui n'existaient pas. »

Plus récemment, Berthomier (communication au Congrès de chirurgie, 1888) s'exprime de la façon suivante : « Nous n'avons jamais observé de complications; la raideur articulaire consécutive à l'immobilisation a quelquefois persisté pendant quarante à cinquante jours, mais elle a toujours cédé complètement aux efforts de mobilisation, et les mouvements de flexion et d'extension sont toujours revenus dans leur intégrité. »

Actuellement, cet optimisme exagéré est jugé. Les chirurgiens ne comptent plus le nombre de leurs anciens fracturés du coude qui reviennent guéris de façon défectueuse, avec des mouvements très limités ou parfois même une ankylose. Les travaux récents de Mouchet (thèse de Paris, 1898), de Broca (leçons cliniques, 1902), la thèse de Muller (Lyon, 1904), montrent que ces mauvais résultats ne sont pas rares. Une phrase de Broca, à laquelle on pourrait peut-être reprocher d'être un peu pessimiste, nous paraît cependant mettre au point cette question discutée du pronostic de fractures du coude chez l'enfant : « Ne vous engagez jamais, dit-il, à restituer au coude sa forme et sa fonction parfaite, même quand vous aurez soigné l'enfant dès le début, et que vous l'aurez appareillé de votre mieux. »

Mais il est juste de déclarer qu'aux mauvais résultats dont nous parlons, quelques chirurgiens opposent la tendance générale des fractures vicieuses, non consolidées, à s'améliorer spontanément. Le modelage des surfaces en contact, l'usure et la résorption des cals, l'accroissement même des cartilages épiphysaires, lorsqu'il s'agit de suscondyliennes, peuvent suffire, disent certains auteurs, à permettre à la longue, le retour des mouvements. On a cité des exemples de fractures remarquablement adaptées. A la Société de chirurgie de Lyon, du 10 décembre 1903, M. Albertin a montré une fracture consolidée avec transport en bloc de l'épiphyse humérale sur le côté externe de l'humérus, à 5 centimètres au moins de l'extrémité diaphysaire, saillante sous la peau. Le sujet, un adulte, qui, six ans auparavant, avait eu un écrasement du coude, avait récupéré tous ses mouvements articulaires.

Ces exemples d'adaptation ne sont pas rares. Le cas que nous venons de citer en fournit une preuve, surtout intéressante à cause de l'âge avancé du malade.

Nous croyons, toutefois, que ces adaptations ne sont possibles que dans des conditions très spéciales, dont la principale est la persistance d'un déplacement en dehors de la zone des mouvements. Si l'épiphyse se luxe en arrière d'une extrémité diaphysaire, saillante au-dessous du pli du coude, les mouvements de flexion sont et restent limités. Une amélioration légère peut être espérée, jamais une guérison.

Si les anciennes fractures du coude donnaient, à la longue, de bons résultats, leur traitement n'aurait pas été discuté si longtemps. Et dans leur histoire, ne se serait pas produite une évolution qu'il est intéressant de rappeler.

Cette évolution s'est faite en trois phases, chacune d'elles caractérisée par des conceptions particulières, au point de vue du traitement. Dans une première phase, réduire a paru quelque chose de secondaire, immobiliser était la principale préoccupation du chirurgien. Després, invoquant l'autorité de Giraldès et de Marjolin, s'exprimait ainsi : « Les chirurgiens qui connaissent le mieux la chirurgie des enfants, savaient très bien qu'il faut laisser tranquilles les enfants qui ont une fracture du coude; ils ne faisaient pas la réduction. Il peut sans doute survenir de l'arthrite, si les petits malades ne sont pas surveillés, mais je n'en ai pas observé. Quant à ce cal exubérant, il existe dans toutes les fractures, mais il est indiqué dans tous les ouvrages, qu'il diminue et se résorbe. »

Dans une seconde phase, devant les mauvais résultats donnés par l'immobilisation, on a cherché le retour des fonctions articulaires, par le massage et la mobilisation. Lucas-Championnière est un de ceux qui ont le plus fait dans cette voie.

La troisième phase nous amène à la période actuelle. Le point de vue où l'on se place est différent. On discute moins l'attitude à donner à l'avant-bras malade. Cette question paraît secondaire et les chirurgiens ne sont plus divisés à son sujet, depuis le jour où l'on a reconnu qu'il n'est pas d'attitude qui permette sûrement la réduction et empêche au déplacement de se reproduire. La mobilisation et le massage sont des méthodes dont les résultats sont jugés. On n'a rien à gagner et tout à perdre d'une mobilisation intempestive. On irrite le périoste, le coude devient douloureux et tout autour de l'articulation s'édifient de volumineux ostéomes. Tout l'intérêt du traitement est, actuellement, la réduction. En laissant persister des déplacements, on court le risque de très mauvais résultats.

La radiographie, méthode de contrôle qu'on doit toujours utiliser actuellement, a montré qu'il était très difficile de bien réduire. Elle a prouvé également que les coudes, où persistait une grosse limitation des mouvements, avaient été mal réduits.

Une conclusion est venue à l'esprit du chirurgien : il

faut, coûte que coûte, éviter les mauvaises réductions.
Si l'on ne peut pas remettre les fragments en contact, et
si l'on est convaincu que la persistance du déplacement
nuit au retour des mouvements, il faut ne pas chercher
le succès dans une immobilisation du coude, mais recourir à une intervention sanglante.

Sur cette question, encore nouvelle, tous les chirurgiens ne s'entendent pas. Les uns, les plus nombreux,
condamnent toute intervention sanglante; ils invoquent
les résultats quelquefois désastreux qui peuvent en résulter; l'arthrite, les ossifications périostiques exubérantes,
l'infection de la fracture sont leurs principaux argu-
ments. Mouchet est très hostile à l'intervention. Signa-
lant dans sa thèse les tentatives chirurgicales, il s'exprime
en ces termes : « De pareils cas sont l'exception, et cela
est heureux, car l'opération n'est pas sans offrir quelques
difficultés, au moins chez l'enfant, et le résultat risque
fort de n'être pas plus satisfaisant qu'avec le simple appareil plâtré. Les mouvements ne peuvent être provoqués
dans la jointure qu'un temps assez long, après l'intervention chirurgicale, et celle-ci ne produit pas toujours
le bénéfice définitif qu'on était en droit d'attendre d'elle. »

Muller, rappelant les opérations sanglantes immédiates, préconisées et pratiquées par certains chirurgiens
dans les fractures de l'extrémité inférieure de l'humérus,
les rejette complètement : « Nous croyons que ces interventions immédiates doivent être rejetées. Avec Mouchet,
nous leur reprochons d'être dangereuses, difficiles, et de
résultat aléatoire.

« Difficiles, à cause de l'infiltration des parties molles et
du gonflement des tissus.

« Dangereuses, car ce terrain est éminemment apte à l'infection.

« De résultat incertain, enfin, et non franchement meilleur à ceux qu'on obtient par la réduction non sanglante. »

Muller rejette également les interventions pratiquées dans les fractures du condyle externe et les fractures de l'épitrochlée.

Les partisans de l'intervention répondent à toutes ces objections, en montrant les résultats encourageants qu'ils ont obtenus.

Le but que nous nous sommes proposé en entreprenant ce travail est le suivant. Nous n'avons évidemment pas voulu préconiser l'intervention sanglante dans toutes les fractures du coude. Quand on peut réduire et maintenir cette réduction, les résultats qu'on obtient sont excellents : il n'est pas besoin de chercher d'autres méthodes de traitement. Notre but est de montrer que toutes les fractures ne guérissent pas aussi bien, et que dans les cas où la réduction ne peut pas être obtenue, il est nécessaire, si l'on veut éviter les guérisons défectueuses, de recourir à d'autres moyens de traitement. Nous utilisons quelques observations inédites d'intervention sanglante. Nous avons revu et noté exactement sur chacun des malades, le résultat esthétique et fonctionnel obtenu à longue distance. Nous montrerons, de la sorte, qu'il est possible d'obtenir, par l'intervention, de bons résultats, que les tentatives de réduction faites sous anesthésie n'auraient jamais procurés. Nous n'avons pas compris dans notre travail le traitement opératoire des fractures ouvertes. Cette question nous a paru avoir moins d'intérêt, car personne ne conteste plus, actuellement, qu'il est indispensable de débrider le foyer de la fracture pour faire le maximum d'asepsie. Nous nous sommes donc limité au traitement opératoire primitif des fractures fermées.

Le traitement tardif des fractures vicieusement consolidées est également trop connu pour que nous ayons voulu nous en occuper. L'étude très complète et très importante que Muller en a faite dans sa thèse, ne pouvait nous faire songer à revenir sur ce sujet.

Il ne sera nullement question, non plus, des interventions tardives, pratiquées dans le but de remédier à des complications nerveuses.

Rien de définitif n'est encore fait sur cette question et nous nous rendons compte que nous n'apportons qu'une faible contribution à son étude. Les intéressantes observations, que nous citerons plus loin, sont dues à l'obligeance de M. le docteur Vignard, chirurgien à la Charité, que nous tenons à remercier ici. Nous n'aurons garde d'oublier aussi M. le docteur Barlatier, dont les précieux conseils nous ont guidé dans l'élaboration de ce travail. Nous remercions, enfin, M. le docteur Laroyenne, qui nous a fourni une de nos observations.

HISTORIQUE

Nous nous occupons uniquement, dans cet historique, des fractures du coude de l'enfant, et nous rappelons qu'on rencontre chez celui-ci, avec une grande fréquence, des fractures suscondyliennes, du condyle externe et de l'épitrochlée. Les fractures du condyle interne et du col radial sont, au contraire, assez rares. Toutes les autres variétés que certains auteurs ont décrites sont absolument exceptionnelles. Leur excessive rareté, reconnue depuis qu'on utilise la radiographie, nous permettra de ne pas les comprendre dans cette étude.

Nous ne rapportons pas les observations de fractures du coude chez l'adulte, à propos desquelles a été tentée une intervention sanglante primitive. Quel que soit l'intérêt de ces observations, elles n'entrent pas dans le cadre de notre sujet.

C'est ainsi que Tuffier a présenté à la Société de chirurgie de Paris, du 10 mai 1893, deux observations de fractures récentes, comminutives du coude, traitées par l'ouverture du foyer et l'enchevillement des fragments. Mais il s'agit d'adultes de 19 ans et de 44 ans.. Tuffier préconise, dans les cas semblables, l'intervention immédiate, et quoique ses conclusions soient, à notre avis, applicables à l'enfant, nous nous contentons de rappeler ces deux observations qui ont fourni deux succès.

Dans le traité de Lambotte, nous avons trouvé un certain nombre d'observations d'interventions sanglantes primitives. Deux seulement concernent des enfants. Dans un cas, il s'agit d'un sujet de 14 ans (fracture du condyle externe, traitée par l'enchevillement), dans un autre, d'un sujet de 13 ans (fracture de l'olécrane, traitée par la suture).

Les premières tentatives d'intervention sanglante, dans les fractures du coude de l'enfant, ont été faites par Pauli (Centralblatt für Chirurgie, 1882). Cet auteur préconisait, avec beaucoup d'exagération, l'ablation sanglante de l'épitrochlée, dans tous les cas, pour éviter les consolidations défectueuses. Il faut arriver à des travaux plus récents pour recueillir d'autres documents.

Kocher, grand partisan des interventions sanglantes primitives, appliquait le traitement opératoire aux fractures suscondyliennes irréductibles ou dont la réduction ne pouvait être maintenue. L'intervention lui paraissait formellement indiquée dans la fracture du condyle externe, irréductible par rotation du fragment sur lui-même.

Il signale trois observations semblables dans son *Traité des fractures*, page 130. Enfin, la facilité d'enlever l'épitrochlée lui paraissait une indication d'intervenir. dans tous les cas, dans ces dernières fractures.

Mouchet, très hostile au traitement sanglant, rapporte cependant deux observations de fractures fermées (obs. 69 et 70 de sa thèse), pour lesquelles fut pratiquée par Broca, la reposition sanglante, sans suture ni enchevillement. « Le maintien de la réduction a été parfait; nous n'en dirons pas autant du résultat fonctionnel, qui a été passable chez un enfant, perdu malheureusement de vue vingt jours après l'opération, mauvais chez un autre, qu'une suppuration locale et la scarlatine ont frappé en même temps. »

Broca (Société de chirurgie du 30 novembre 1904) montre une fillette de 9 ans, chez laquelle il enleva l'épiphyse, trois mois après la fracture. En raison de la date un peu tardive de l'intervention, cette observation ne devrait pas trouver sa place ici, mais « sans aucun doute, dit Nimier (au Congrès de chirurgie de Paris du 2 octobre 1905), si Broca avait vu la blessée après l'accident, notre collègue eût primitivement extrait le fragment : condyle et trochlée, qui étaient libres dans l'articulation, reliés au reste de l'os par une mince et étroite bande ligamenteuse, insérée sur la partie externe de la rainure supérieure du condyle. »

Nous rappellerons, parmi les travaux importants, faits à l'étranger, le mémoire de Samuel Loyd (Académie de médecine de New-York, 10 avril 1901). Cet auteur signale qu'il a fait, en 1894, sa première intervention sanglante primitive, dans une fracture du coude de l'enfant. Il préconise le traitement opératoire toutes les fois que la réduction ne peut pas être obtenue. Il rapporte vingt et une observations semblables.

A la Société de chirurgie de Lyon du 30 juin 1904, le docteur Gaudier rapporte l'observation d'une fracture supra-condylienne de l'humérus, chez un enfant de 12 ans, traitée par la réduction à ciel ouvert et l'agrafage des fragments (agrafe de Jaccoël). L'intervention fut faite un mois et demi après la fracture. Le résultat fonctionnel fut excellent.

A la Société de chirurgie du 30 novembre 1905, notre maître, M. le docteur Vignard, a présenté un enfant, porteur d'une fracture du condyle interne, opérée dix jours après le traumatisme par l'ablation du fragment condylien. Cette observation, reproduite dans notre thèse, porte le numéro 1. Nous signalerons, en dernier lieu, une observation très intéressante du docteur Joseph Guyot, de Bordeaux (*Bulletin de la Société anat.*, avril 1907, page 383). Il s'agit d'un enfant, présentant une fracture du condyle externe, avec retournement complet du fragment, traitée d'emblée par l'arthrotomie et la reposition sanglante. Les résultats opératoires furent excellents.

Toutes les autres observations d'intervention sanglante que nous avons trouvées, concernent des fractures anciennes et déjà consolidées. A ce titre, elles ne nous intéressaient pas et nous n'en avons pas fait mention.

CLASSIFICATION DES INTERVENTIONS SANGLANTES PRIMITIVES — CHOIX DU MOMENT OPÉRATOIRE

Nous opposons les interventions primitives, faites de bonne heure, aux interventions tardives, pratiquées lorsque la consolidation de la fracture est définitive, dans le but de remédier à de mauvais résultats esthétiques et fonctionnels.

On conçoit que dans l'un et l'autre cas, les conditions opératoires soient différentes. A elles seules, elles suffisent à justifier notre division. S'il s'agit de fractures anciennes, l'opération est faite très à froid; le travail de réparation de la fracture a eu le temps de s'achever, et au moment où l'on intervient, on tombe sur de gros cals définitivement constitués, englobant des fragments plus ou moins déplacés, mais toujours difficilement reconnaissables. Deux procédés opératoires peuvent, en pareil cas, être utilisés par le chirurgien. C'est d'abord une intervention simple : la résection modelante, toujours préférable, quand elle est possible, qui consiste à réséquer un fragment exubérant, par exemple, le bec diaphysaire d'une suscondylienne, en touchant au minimum à l'articulation. Elle donne, de façon générale, des résultats satisfaisants. L'autre intervention est plus compliquée. C'est la résection articulaire totale ou l'hémi-résec-

2 JC

lion d'un condyle. Les résultats obtenus peuvent être satisfaisants; ils sont souvent très aléatoires, et cette intervention ne doit être qu'un pis aller.

Les interventions primitives que nous étudions, se distinguent des précédentes par les conditions opératoires dans lesquelles elles sont pratiquées. L'intervention est faite de bonne heure, alors que la réparation de la fracture n'est pas commencée, ou bien lorsque le périoste est en pleine activité ostéogénique. Ceci nous amène à établir une division.

Nous appelons interventions *immédiates*, celles qui sont pratiquées dans les premiers jours qui suivent la fracture. Dans ce cas, l'opérateur trouve sous son bistouri, des tissus plus ou moins dilacérés, infiltrés par un épanchement sanguin, une capsule plus ou moins déchirée et les fragments placés en position anormale. Les lésions anatomiques sont ici telles que les a faites le traumatisme. Elles sont simples, en ce sens qu'aucune ossification périostique n'est venue se surajouter.

Nous appelons interventions *retardées*, toutes celles qui sont pratiquées dans une seconde période, un peu plus tardive. Dans ce second cas, le périoste est en pleine activité, les lambeaux déchirés pendent autour de l'articulation et on voit se former à leur niveau, des débuts d'ossification. Les ostéomes volumineux, qui compliquent plus tard la fracture non réduite, commencent à apparaître. Ils ne sont pas toujours décelés par la radiographie, car lorsque le cal est fibreux, il est encore perméable aux rayons X. Ceci n'empêche pas que la présence de ces ostéomes soit un des gros obstacles opératoires et certainement la principale raison des insuccès.

Cette classification nous paraît s'imposer. Nous établirons, en étudiant les résultats opératoires, que les succès fournis par l'intervention sont très différents dans l'un et l'autre cas et nous espérons montrer qu'il est une période dans laquelle on doit intervenir : c'est au début, et une période dans laquelle on n'a rien à tenter ni à espérer de l'intervention : c'est la période secondaire. Autant il est simple d'aller cueillir un fragment dans une fracture récente, pour le remettre en place ou l'enlever, autant il est compliqué et dangereux d'essayer la même intervention, lorsque des ossifications périostiques ont commencé à se former, tout autour de l'articulation.

Cette distinction ne nous paraît pas avoir été faite assez nettement dans les travaux antérieurs. Si d'assez nombreux insuccès ont fait à l'intervention sanglante primitive des adversaires irréductibles, c'est qu'on n'a pas assez tenu compte d'un fait que nous croyons acquis, à savoir qu'on a tout à craindre d'une intervention retardée.

Il est utile que nous précisions la valeur des deux termes employés : intervention immédiate et intervention retardée.

Aucune intervention immédiate ne doit être réalisée au sens strict du mot. Quand le traumatisme vient de se produire, l'enfant est encore sous l'influence du choc qu'il a subi. Il est acquis qu'on ne doit pas, d'emblée, réduire sa fracture, mais qu'on doit l'observer pendant douze à vingt-quatre heures. Pour les mêmes raisons, on ne doit pas, d'emblée, opérer l'enfant, si la fracture nécessite une intervention. On devra laisser, entre le traumatisme et l'intervention, un intervalle de vingt-quatre à qua-

rante-huit heures, que l'enfant utilisera à se remettre
du shok et que le chirurgien emploiera à faire radiogra-
phier son malade, pour bien connaître sa fracture. L'intervention sanglante doit être faite lorsqu'on est en pos-
session d'un diagnostic très précis, qui n'est évidemment
possible qu'après radiographie du coude. Il est nécessaire de connaître exactement le sens du déplacement et
de repérer les fragments, pour aller franchement au but
qu'on veut atteindre, quand on a décidé l'intervention.
Pendant les deux ou trois jours de repos, on doit immobiliser le malade dans une gouttière. Mais il est indispensable de ne pas retarder l'intervention au delà de
six, sept ou huit jours au maximum, car plus tard, la
réparation de la fracture non consolidée commence à se
faire et le chirurgien se trouverait en présence des difficultés qui caractérisent l'intervention retardée.

Ces dernières interventions sont précisément celles
pratiquées dans la période de consolidation. Les limites
de cette période sont assez variables. Elles sont comprises
entre le dixième ou douzième jour et une date plus ou
moins éloignée, suivant la variété de fracture et les soins
qui ont été donnés au malade. Il est fréquent, en effet,
de voir les fractures non réduites et brutalement mobili-
sées, s'éterniser dans leur guérison. Chaque tentative
de massage rend le coude plus douloureux. Chaque fois
le périoste irrité édifie de nouvelles ossifications et chaque fois les résultats esthétiques et fonctionnels devien-
nent plus mauvais. On revoit ces mêmes enfants, un ou
deux mois après leur fracture, avec un coude très volumineux et une impotence fonctionnelle presque complète.
Toute intervention sanglante faite à ce moment est sûre-

ment vouée à un mauvais résultat. Il est certain qu'il vaut bien mieux immobiliser le malade, quitte, lorsque tout travail d'ossification sera terminé, à pratiquer une intervention tardive dont les résultats ont toute chance d'être meilleurs.

L'intervention sanglante ne s'adresse évidemment pas à toute fracture du coude. Un petit nombre d'entre elles seulement peuvent en bénéficier. La réduction non sanglante est, en effet, la méthode de choix. Elle réussit à donner très souvent d'excellents résultats, à la condition d'être faite sous anesthésie, avec tout le soin désirable et avec les aides suffisants.

Quand on fait une bonne réduction, on peut avoir la certitude d'avoir maintenu en place les fragments, si l'on vérifie par une nouvelle radiographie, faite sous plâtre, le degré de coaptation. Il faut, à ce point de vue, se montrer très exigeant et ne se déclarer satisfait qu'autant que, la fracture réduite, l'enfant étant encore endormi, on peut faire exécuter complètement les mouvements de flexion, extension, pronation et supination.

Deux catégories de fractures sont justiciables de l'intervention sanglante : les fractures irréductibles et celles qu'on ne peut pas maintenir réduites.

A. — Fractures irréductibles.

Nous devons expliquer ce qu'on entend par ce terme. Toutes les fractures du coude sont difficiles à réduire; quelques-unes, à gros déplacement, le sont plus parti-

culièrement. Ce n'est pas là une preuve d'irréductibilité.
D'autres fractures, datant de douze à quinze jours, ne
peuvent plus être réduites. C'est alors une irréductibilité
secondaire, due aux ossifications périostiques qui commencent à se former, et qui soudent les fragments dans
une attitude vicieuse. Nous appelons fractures primitivement irréductibles, les fractures récentes, compliquées
de luxation du coude, pour lesquelles il est impossible
de ramener les fragments dans l'attitude qui leur convient. On doit évidemment se rappeler qu'on ne doit
essayer de réduction qu'après avoir endormi l'enfant :
l'anesthésie est une condition indispensable pour obtenir
la résolution musculaire nécessaire à la réduction. Nous
indiquerons rapidement les causes d'irréductibilité primitive en distinguant chaque variété de fractures.

1° *Suscondyliennes.*. — Une des causes principales
d'irréductibilité est l'engrènement des fragments. C'est un
fait relativement rare, mais notre observation II en est
un exemple remarquable. Il s'agissait d'une fracture
récente. Toutes les tentatives de réduction furent infructueuses : il était impossible de mobiliser le fragment
diaphyso-épiphysaire; la radiographie décelait la juxta-
position de deux fragments très engrenés, et l'intervention pratiquée par M. le docteur Laroyenne montra que
les deux fragments étaient emboîtés l'un dans l'autre et
ne pouvaient être séparés facilement.

Les fractures suscondyliennes à très gros déplacement avec bascule du fragment inférieur, peuvent être
irréductibles, et ceci n'est pas rare, car il peut arriver
que le bec diaphysaire vienne embrocher le muscle bra-
chial antérieur, créant ainsi une irréductibilité complète.

2° *Fractures du condyle externe et du condyle interne
pouvant être l'une et l'autre primitivement irréductibles.*
— Kocher a longuement étudié les irréductibilités dues
à la rotation du fragment sur lui-même. Ce ne sont pas
les fractures à gros déplacement qui entrent dans cette
catégorie. Ce sont des fractures à faible déplacement où
le fragment resté articulaire a modifié complètement son
orientation. Ceci s'explique assez bien et nous prendrons
comme exemple une fracture du condyle externe. Lorsque celui-ci est détaché, le ligament latéral externe inséré
sur le bord supérieur du condyle attire ce dernier en bas
et en dehors. Il bascule sur lui-même de telle façon, que
sa surface cartilagineuse vient s'opposer à la surface
humérale fracturée, tandis que sa propre surface fracturée regarde les téguments. Deux de nos observations
(obs. I et III) en sont des exemples.

3° *Fractures de l'épitrochlée.* — Ici, une seule cause
paraît, à notre avis, justifier l'intervention sanglante
primitive : c'est l'interposition articulaire. Son méca-
nisme en est connu. Cette interposition peut être primitive et résulter d'une grosse luxation postérieure de
l'avant-bras. L'épitrochlée, pendante à l'extrémité du
ligament latéral interne, tombe en pleine articulation.
Elle peut être secondaire et se produit alors au moment
des manœuvres de réduction, qui ont pour effet d'en-
tr'ouvrir l'interligne articulaire sur son côté interne, et
de permettre l'avalement du fragment.

4° *Fractures du col radial.* — Elles ne nous ont pas
fourni d'exemple d'irréductibilité primitive.

B. — Fractures qu'on ne peut pas maintenir réduites.

Celles-ci ont une plus grande fréquence, et nous devons reconnaître, ayant eu l'occasion de le vérifier par la radiographie, que les fractures réduites mathématiquement sont presque l'exception. Si presque toutes, parmi celles-ci, peuvent guérir sans intervention opératoire, c'est que dans beaucoup de cas, la persistance d'un déplacement incomplètement corrigé ne gêne pas considérablement les mouvements du coude. Se plaçant au point de vue fonctionnel, il faut, non seulement tenir compte des réductions incomplètes, mais aussi, pour chaque variété de fractures, du sens dans lequel se fait le déplacement. Les suscondyliennes, surtout celles très obliques, ne peuvent souvent être maintenues réduites, quel que soit le soin apporté à la réduction. Si le trait de fracture est élevé, si le déplacement n'est pas très considérable, le bec diaphysaire peut ne pas nuire au retour des mouvements. Au contraire, si le trait de fracture est voisin de l'articulation, si le fragment inférieur s'est luxé très en arrière, et ne peut être ramené en place, le résultat doit être forcément très mauvais. Ces derniers cas, pour lesquels les méthodes non sanglantes ne suffisent pas, doivent être traitées par l'intervention sanglante.

Pour les fractures du condyle externe, un type de déplacement est surtout préjudiciable au retour des mouvements. C'est le déplacement antérieur du condyle, qui peut être primitif, mais il est rare — on ne le rencontre que dans un cinquième des cas — ou bien secondaire, et résulter alors de tentatives de réduction qui dépassent

le but. Si ce déplacement antérieur ne peut pas être corrigé, on ne doit pas courir le risque d'une consolidation
défectueuse; il faut intervenir, remettre en place le fragment ou l'enlever.

Pour les fractures du condyle interne, les indications
opératoires sont les mêmes que pour les précédentes.

La grosse majorité des fractures de l'épitrochlée guérissent sans nécessiter autre chose que la réduction et
l'immobilisation. Il peut arriver cependant que l'épitrochlée, très déplacée en bas et en dedans, se consolide
au voisinage de l'interligne articulaire et puisse limiter
les mouvements, surtout s'il s'ajoute une ossification
périostique exubérante. Lorsqu'on suppose la possibilité
d'une complication de ce genre, nous pensons qu'on peut,
étant donné les facilités opératoires, intervenir d'emblée
et enlever le fragment.

Quant aux fractures du col radial, on peut avoir à
craindre une consolidation vicieuse due à la persistance
d'un déplacement antérieur de la tête radiale. Broca et
Mouchet (*Revue de Chirurgie*, 1899) rapportent trois
observations, qui ont nécessité une intervention tardive.
Pour les cas de ce genre, nous estimons qu'on ferait plus
utilement une opération immédiate et préventive, en enlevant la tête radiale, toutes les fois qu'on soupçonne que
la persistance d'un déplacement antérieur apporte un
préjudice sérieux au fonctionnement du coude.

En résumé, les indications opératoires dans les fractures du coude de l'enfant, qu'il s'agisse d'irréductibilité
primitive ou de fractures qu'on ne peut pas maintenir
réduites, doivent être posées, pour chaque variété, après
un examen clinique attentif, contrôlé par un cliché radio-

graphique. Lorsque ce cliché montrera, après des tentatives de réduction, faites sous anesthésie, la persistance d'un déplacement, susceptible de limiter les mouvements du coude, il ne faudra pas hésiter. On ne doit pas courir le risque d'une consolidation défectueuse, quand l'intervention sanglante donne des résultats qu'on n'aurait jamais obtenus en temporisant.

PROCÉDÉS OPÉRATOIRES

Nous étudierons d'abord les différents procédés opératoires qui peuvent être employés. Et dans un second paragraphe, nous montrerons la valeur de chacun de ces procédés, appliqués aux différentes variétés de fractures.

C'est ainsi que nous décrirons :

1º Reposition sanglante avec fixation des fragments.

Ce procédé est un des plus utilisés chez l'adulte; en particulier par Lambotte, et en France, par Tuffier. Chez l'enfant, il est employé par Kocher, par Gaudier, par Lambotte (deux observations) et par Guyot (une observation). Les excellents résultats qu'il a donnés chez l'adulte pourraient faire penser qu'on doive lui attribuer la préférence, quand il s'agit des fractures d'enfant. En réalité, nous pensons que la reposition sanglante avec fixation des fragments doit être réservée aux cas relativement plus rares, où l'on ne peut pas maintenir le fragment en place, après l'avoir réduit. Ce même procédé offre d'assez nombreuses difficultés.

Il nécessite une instrumentation spéciale, variable avec chaque opérateur. C'est ainsi que nous pourrions citer, parmi les instruments de préhension, les daviers multiples de Lambotte, de Tuffier, etc. Les appareils de fixation sont encore plus nombreux. Le fil de suture serait un excellent procédé, s'il ne nécessitait pas, au préalable, le forage de l'os par un perforateur, et s'il n'arrivait pas fréquemment, qu'une fois en place, il sectionne les fragments. Les chevilles osseuses peuvent être utilisées. Nous ne faisons que les mentionner; elles sont surtout applicables aux fractures diaphysaires. Nous citerons encore les agrafes de type multiple (Dujarier, Jaccoël). Nous ferons une mention spéciale aux clous et surtout aux vis métalliques, tels que les a fait construire Lambotte. Le vissage des os apparaît, en effet, comme la méthode de fixation la meilleure, quand il s'agit de fractures épiphysaires. Nous ne signalerons que pour mémoire, les appareils prothétiques divers qu'on trouvera figurés dans le traité de Lambotte.

Les procédés de fixation nous paraissent peu s'appliquer aux fractures de l'enfant, pour les raisons suivantes: le petit volume des fragments constitue, à notre avis, le principal obstacle: les manœuvres compliquées que nécessite la mise en place d'un corps étranger (vis ou clous métalliques) nous paraissent très difficiles à exécuter, tout au moins lorsqu'il s'agit de fractures parcellaires. Le voisinage de l'articulation est encore un des gros obstacles. Il faut surtout éviter de diriger le clou ou la vis métallique du côté des cavités coronoïde et olécranienne. C'est, en effet, à ce niveau, les parties minces de la diaphyse où l'on obtiendra à peu près sûrement un éclatement osseux.

De plus, un autre inconvénient des procédés de fixation est le suivant : lorsqu'il s'agit de corps étrangers métalliques, se pose, tôt ou tard, l'indication de les enlever. On a beaucoup insisté sur la grande tolérance des tissus. Mais il faut se garder de toute exagération à ce sujet et ne pas oublier que si le chirurgien évite, d'habitude, les accidents de suppuration, il n'est pas toujours à l'abri des désagréments plus minimes qui peuvent survenir, tels que douleurs légères ou fistulisation tardive.

C'est pourquoi il est nécessaire, ainsi que l'indiquent Tuffier et Lambotte, de recourir à une seconde intervention, dont la date peut être fixée approximativement entre le vingtième et le trentième jour. Cette intervention n'est pas forcément très simple. Elle nécessite qu'on ait repéré exactement, par la radiographie, le corps étranger à enlever.

Enfin, si nous considérons que la fixation est peu applicable à l'enfant, c'est moins à cause des inconvénients de cette méthode, que parce que nous estimons que, dans un certain nombre de cas, il suffit de mettre en place les fragments, sans qu'on soit obligé de les fixer dans cette situation. D'ailleurs, il n'est pas prouvé que les corps étrangers mis à demeure au niveau d'une fracture jouent un rôle de contention. Les moindres tractions suffisent quelquefois à reproduire le déplacement. A elle seule, l'ostéite raréfiante suffit à leur donner un peu de mobilité. Aussi, pensons-nous, en nous limitant, évidemment, aux fractures de l'enfant, chez qui les os sont très friables, qu'on doit se dispenser de faire de la fixation toutes les fois que la chose est possible.

2ᵘ **Reposition sanglante.**

Broca et Mouchet ont eu l'occasion de faire de la reposition sanglante dans deux cas, cités dans notre historique. Il s'agissait de suscondyliennes, pour lesquelles ils ont pu obtenir une réduction presque parfaite, en amenant le fragment inférieur au contact du fragment diaphysaire. Dans plusieurs observations, Kocher a pratiqué la reposition sanglante simple. C'est aussi ce même procédé qui a été utilisé dans quelques-unes de nos observations (notamment obs. II et III). Nous considérons que la reposition simple suffit dans un très grand nombre de cas, parmi lesquels nous citerons les fractures suscondyliennes irréductibles par engrènement, et les fractures du condyle externe irréductibles, par rotation du fragment. Lorsqu'elle est possible, c'est, en général, un procédé simple. Il suffit d'aborder le fragment aussi directement que possible, de lui donner l'orientation qui lui convient, et de lui faire reprendre sa situation première, pendant qu'un aide fait des tractions pour permettre la réduction. Tout se passe, en somme, comme dans la réduction non sanglante, avec cette différence, toutefois, que lorsqu'on voit les lésions, on peut corriger les déplacements et triompher des obstacles qui font les irréductibilités.

3o **Ablation des fragments.**

Ce procédé a été utilisé par Kocher dans un certain nombre d'interventions. C'est le même dont s'est servi notre maître, M. le docteur Vignard, dans tous les cas

où il était impossible de faire de la reposition simple.
Nous croyons, en effet, que, presque toujours, enlever
un fragment épiphysaire, c'est compromettre plus ou
moins le résultat esthétique. En particulier, c'est permettre les déviations en cubitus valgus ou varus. Cette déviation n'est pas forcément un inconvénient. Les enfants
ne s'en plaignent pas, à la condition, toutefois, que leur
coude soit solide. Or, dans notre obesrvation I, il s'agissait d'une fracture du condyle interne, irréductible, par
manœuvres non sanglantes, et pour laquelle il fut impossible d'obtenir la reposition du fragment resté articulaire. Le condyle dut être enlevé. Il aurait été logique
de redouter une déviation tardive en cubitus varus et une
dislocation du coude. En revoyant l'enfant, nous avons
pu constater que, non seulement le résultat fonctionnel,
obtenu deux ans et demi après, est excellent, mais
qu'aussi le coude est solide et la déviation en cubitus
varus peu accentuée.

Tous ces procédés opératoires ne s'appliquent pas
indifféremment à chaque variété de fractures. Pour que
la fixation soit possible, il est nécessaire que la fracture
soit à gros fragments. Seules, les suscondyliennes, et
surtout celles dont le trait de fracture est élevé, sont justiciables de ce procédé. Dans tous les autres cas, lorsqu'on peut amener le fragment inférieur au contact de la
diaphyse, et lorsqu'il est possible de l'y maintenir, la
reposition simple nous paraît le procédé de choix. Quant
à l'ablation, elle ne s'adresse évidemment qu'à un tout
petit nombre de cas. Il faudrait une fracture à tout petit
fragment, luxé très en arrière de la diaphyse et très

remonté contre sa face postérieure, pour qu'il pût
être indiqué de l'enlever. Les cas de ce genre sont excep-
tionnels, et parmi nos observations, nous n'en avons pas
eu de semblables.

Cependant, il peut s'en rencontrer où, pour les raisons
précédentes, l'ablation du fragment épiphysaire soit indiquée dans une suscondylienne. A l'appui de cette asser-
tion, nous citerons l'observation suivante :

M..., Félix, 8 ans, entré salle Saint-Augustin, le 16 octobre 1907.

Fracture supra-condylienne du coude gauche.

Il y a un mois et demi, l'enfant est tombé de sa hauteur
sur le bras gauche ; le bras a été immobilisé. On n'a pas
fait de réduction.

A l'entrée, on constate que la consolidation s'est effec-
tuée, mais que la réduction n'a pas été faite. L'extrémité
inférieure humérale pointe au milieu du pli du coude et
un peu en dehors ; l'olécrâne est très remonté derrière la
diaphyse et l'on sent rouler la tête radiale sur son côté
externe. L'extension est possible presque complètement,
mais la flexion n'atteint pas l'angle droit. Les tentatives de
réduction, faites le jour même sous anesthésie, restent
sans effet. La radiographie montre la saillie antérieure
d'un bec diaphysaire très accentué, et, en arrière de lui, le
fragment inférieur petit, placé derrière l'humérus. L'enfant est renvoyé chez lui. La réduction sanglante n'a pas
été faite. (Voir radiographie 1.)

Si nous rapportons cette observation, que M. le docteur Vignard a bien voulu nous communiquer, c'est dans
le but de montrer qu'il est des cas où la question de la
résection du fragment peut se poser. M. Vignard pense
que s'il se fût agi d'une fracture récente, il eût été vrai-

semblablement très difficile d'obtenir une réduction non sanglante. L'importance du déplacement et la petitesse du fragment étaient telles qu'on n'aurait pas pu aboutir à une réduction satisfaisante. En pareil cas, l'indication d'un traitement opératoire se serait posée. Il n'est pas certain, pour les mêmes raisons, que la reposition sanglante simple eût été possible. Si les tentatives faites dans ce but avaient échoué, M. Vignard n'aurait pas hésité à enlever ce fragment, car il valait mieux le supprimer que de réséquer le long bec diaphysaire antérieur, trop important et trop épais, eu égard à la petitesse du fragment fracturé.

Toutes ces interventions doivent être faites par voie postérieure. Il faut aborder le fragment par le chemin le plus court, et le but qu'on doit chercher est d'obtenir le maximum de jour sur le foyer de la fracture. C'est ainsi qu'on choisira de préférence le côté externe ou interne de l'articulation, suivant que le fragment se déplace en dedans ou en dehors. Il est possible également d'aborder la fracture par une incision médiane, en passant longitudinalement au travers du tendon du triceps. Cette voie paraît donner bien plus de jour que les incisions latérales. Il suffit de maintenir écartées les deux parties du tendon divisé longitudinalement. C'est ainsi qu'il a été procédé dans une de nos observations, et les avantages de cette incision ont apparu assez nettement.

Lorsqu'il s'agit de fractures du condyle interne ou du condyle externe, nous rappelons que les procédés de fixation nous paraissent difficilement applicables chez l'enfant. Le traitement de choix est évidemment la reposition simple et c'est elle qu'on doit réaliser. toutes les

fois qu'elle est possible. L'incision doit être tracée au
contact immédiat du fragment. C'est une règle très générale, toujours subordonnée au soin d'éviter la blessure
des vaisseaux et nerfs voisins de l'articulation. A défaut
d'une reposition impossible, l'ablation simple est indiquée. Les résultats qu'elle a fournis sont très encourageants.

Lorsqu'il s'agit de fractures de l'épitrochlée, une seule
conduite opératoire nous paraît indiquée. Il est si simple
d'aborder le fragment lorsqu'on l'a repéré, de le cueillir
sur place et de l'enlever, qu'il ne faut pas chercher d'autres procédés opératoires. Réduite à cette unique intervention, l'opération a des suites très simples et la
consolidation, une fois obtenue, les mouvements réap-
paraissent assez rapidement.

Pour les fractures du col radial, enfin, dans les cas où
l'intervention chirurgicale paraîtrait indiquée (nous n'en
avons pas d'exemples), il serait également très facile
d'enlever l'extrémité fracturée du radius et le résultat
fonctionnel aurait toute chance d'être satisfaisant. Des
interventions de ce genre ont été faites dans des fractures
du col radial, vicieusement consolidées, en particulier
par M. Bérard (Société de chirurgie, 1904). Les résultats
obtenus, en particulier par M. Bérard et par Broca et
Mouchet (*Revue de Chir.*, 1899) ont été excellents. Il
nous paraît logique de déclarer qu'on ferait avec plus de
facilité la même intervention sur une fracture récente.
s'il était reconnu auparavant que le déplacement antérieur de la tête radiale constitue un obstacle au retour
des mouvements.

C'est une décision toujours grave que prend le chirurgien, quand il décide de porter le bistouri sur une fracture fermée. De multiples conditions peuvent modifier
défavorablement les résultats. Les succès qu'on peut
obtenir par l'intervention sanglante ne dépendent pas
seulement de la fracture elle-même, mais en particulier
de la date plus ou moins éloignée du traumatisme. Ils
dépendent surtout des soins que le chirurgien apporte
au traitement.

C'est par la minutie des précautions opératoires et du
traitement consécutif, qu'on obtient les résultats encourageants qui permettent de préconiser l'intervention sanglante. La première condition et la plus indispensable
est l'asepsie la plus rigoureuse. Les soins préopératoi-
res doivent tendre à la réaliser au maximum, car il est
toujours dangereux d'ouvrir une articulation, surtout
lorsque les tissus sont tuméfiés et contus, infiltrés de
sang, et que les ligaments articulaires sont dilacérés.
Cette région est un milieu éminemment propice à l'infection. Toute faute d'asepsie peut avoir les conséquences
les plus redoutables. Nous rappellerons à ce propos qu'il
est plus difficile d'ouvrir une articulation que de faire
une laparotomie. Le péritoine a peut-être une suscepti-
bilité aussi vive, mais il a des moyens de défense que ne
possèdent pas les tissus contusionnés et les synoviales

ouvertes. Ces mêmes précautions d'asepsie doivent être prises au moment de l'intervention. Lambotte disait : « L'ostéo-synthèse est la partie la plus difficile de la chirurgie. » Nous croyons que ce serait s'exposer à des insuccès certains, si l'on ne tenait pas compte que les résultats sont étroitement subordonnés au milieu, au nombre des aides et aux détails de technique. Chacune de ces conditions est indispensable. Il faut être sûr de l'asepsie du milieu dans lequel on opère, réduire ses aides au minimum pour éviter le plus possible les contacts.

Quant aux détails de technique, ils peuvent se résumer de la façon suivante. On doit, avant tout, n'entreprendre le traitement qu'avec un diagnostic très complet, en connaissant à l'avance, autant que le permet l'examen du cliché, les lésions anatomiques qu'on rencontrera. Ceci fait, le chirurgien doit avoir un but précis lorsqu'il opère. Connaissant la situation des fragments, il devra s'être tracé une ligne de conduite, dont il s'écartera le moins possible. Il est indispensable, en effet, d'aller vite et, une fois l'articulation ouverte, de réduire au minimum les explorations. Lorsqu'on peut aller droit au fragment, le replacer ou l'enlever, suivant le cas, sans avoir touché aux parties voisines, on est en droit d'espérer un bon résultat. Toutes ces considérations semblent se résumer dans cette phrase de Lambotte : « Ce qui fait le danger d'infection, ce sont les opérations mal faites, mal conduites, où le chirurgien n'est pas sûr de sa technique, tâtonne et infecte longuement tous les recoins de la plaie avec les doigts. »

Le drainage, après l'intervention, a été appliqué dans

toutes les observations que nous rapportons. C'est de façon simple qu'il a été réalisé. Une mèche, bouillie dans le sublimé, a été placée à une des extrémités de l'incision dont quelques points de suture fermaient la partie supérieure. Ceci fait, lorsqu'on était certain de la réduction, lorsqu'on avait vérifié, sous anesthésie, que tous les mouvements étaient possibles, un pansement simple était appliqué. Puis, avec le secours d'un aide, on plaçait un appareil plâtré, immobilisant la fracture dans l'attitude qui lui paraissait favorable. Il ne nous paraît pas possible d'indiquer une attitude convenant à toutes ces fractures. Pour chaque variété, il existe une position dans laquelle la fracture se maintient réduite. C'est à celle-ci qu'on doit donner la préférence. La crainte d'une ankylose pourrait faire préférer l'attitude en flexion, au delà de l'angle droit, mais, lorsqu'on a réalisé toutes les conditions d'asepsie, sans lesquelles, nous le répétons, aucune intervention ne doit être tentée, on n'a pas à redouter l'ankylose du coude et l'attitude en extension doit être préférée, lorsque c'est elle qui permet la meilleure réduction.

Le premier pansement a été fait, très généralement, vers le septième ou huitième jour. Mais vers le deuxième ou troisième jour, on retire, sans déplacer le plâtre, la mèche à laquelle a été fixé un long fil de soie, qui sort à la partie supérieure du plâtre, et se trouve enroulé dans un tampon de ouate.

Sur le traitement consécutif, nous passerons brièvement. Il n'est plus question, actuellement, de mobiliser activement les fractures du coude de l'enfant. L'expérience a montré qu'on n'avait rien à attendre du massage et de la mobilisation précoces.

Avant d'analyser les résultats obtenus chez les enfants, dont nous rapportons les observations, nous jugeons utile de rappeler les principales objections faites à l'intervention sanglante. Nous répondrons à ces objections, en exposant l'histoire de nos malades.

La première objection est certainement celle qui offre le plus d'importance : c'est le danger d'infection. Nous y avons insisté, dans le paragraphe précédent, car il est certainement très réel. Nous considérons, en effet, qu'en dehors d'une asepsie rigoureuse, on ne doit pas tenter le traitement sanglant d'une fracture du coude de l'enfant : ce serait s'exposer, presque à coup sûr, à de gros insuccès. Le pronostic vital des arthrites suppurées, qui seraient la conséquence d'un excès de hardiesse, est en effet trop grave pour qu'on puisse exposer le malade à cette complication. Avec une asepsie rigoureuse, on évite sûrement tout danger d'infection. Pour montrer plus nettement que les suites opératoires sont apyrétiques, nous avons reproduit les courbes de température de deux malades. Les autres courbes ressemblent à celles que nous reproduisons. En examinant ces tracés thermiques, on peut se rendre compte qu'il est presque constant que la température s'élève les premiers jours de l'intervention. La cause de cette hyperthermie ne nous paraît pas discutable : on n'ouvre pas impunément un foyer où s'est collecté du sang. Il est de règle qu'on voie s'élever la température, mais, dans tous nos cas, le second jour, ou au plus tard le troisième, elle est revenue à la normale et à partir de ce moment, s'est maintenue sans élévation.

Une seconde objection, faite à l'intervention sanglante, c'est de favoriser la réaction périostique. On n'ignore pas, en effet, qu'un des dangers de la fracture du coude de l'enfant est l'apparition d'ostéomes encerclant l'articulation. Il n'est pas douteux que l'intervention faite au contact du périoste, qui commence à proliférer, ait pour effet d'exagérer son irritabilité. Ce danger nous paraît très démontré, et c'est en tenant compte des complications qu'il peut entraîner, que nous avons distingué très nettement des interventions immédiates et des interventions retardées. Nous rappelons qu'en intervenant de bonne heure, on trouve les lésions anatomiques les plus simples, telles que les a réalisées le traumatisme. On peut aborder le fragment, le replacer ou l'enlever sans rencontrer d'obstacles dus aux néoproductions osseuses. Dans les interventions retardées, nous croyons que le danger opératoire, qui fait le mauvais résultat, tient précisément à l'irritation du périoste. On trouve un cal en voie d'ossification, qu'il faut séparer à la gouge ou au bistouri, il faut traverser des masses fibreuses en voie d'ossification, pour découvrir un fragment qu'elles recouvrent. Toutes ces manœuvres, très compliquées, ont inévitablement pour conséquence d'irriter le périoste à l'excès; la tentative opératoire, dans ce cas-là, nous paraît vouée à l'insuccès, sauf dans des conditions particulières, que nous envisagerons bientôt.

Nous parlerons, en troisième lieu, des troubles de développement, susceptibles, disent certains auteurs, de compromettre, à la longue, le résultat opératoire. On sait très bien, depuis les recherches d'Ollier, que toute atteinte au cartilage de conjugaison en voie d'accroissement stérilise ce cartilage et peut avoir pour conséquence des déviations du membre, qui résultent d'un arrêt de développement. Des exemples très nets en ont été montrés par Ollier, à la suite des interventions faites chez l'enfant sur les extrémités épiphysaires du genou. En ce qui concerne les fractures du coude chez l'enfant, ces troubles de développement ont été très étudiés dans un mémoire de Rieffel (*Rev. d'Orthopédie*, 1897). Broca, dans ses *Leçons Cliniques*, et Mouchet, dans sa thèse, ont considéré qu'ils pouvaient être l'origine de mauvais résultats esthétiques et expliquer les déviations tardives en cubitus varus ou valgus. On pourrait adresser aux interventions sanglantes, faites sur le coude de l'enfant, l'objection suivante : l'intervention, reposition sanglante ou ablation du fragment, alors même qu'elle permet la réduction, peut avoir pour conséquence un trouble dans le développement du membre. Depuis quelques années, après les constatations faites par un grand nombre de chirurgiens, en particulier Judet, les troubles de développement ont perdu de leur intérêt. La radiographie a montré que les anciennes fractures, déviées en cubitus valgus ou varus, étaient des fractures non réduites, avec persistance d'un déplacement latéral du fragment et direction oblique de l'interligne articulaire. Muller a longuement étudié cette question et nous considérons avec lui qu'il n'y a pas à craindre de troubles de développement dans la fracture simple. En ce qui concerne l'intervention, le danger d'un arrêt de développement pourrait être redouté, non seulement dans les cas où l'on fait de la reposition simple, mais surtout quand on enlève un fragment. Nous ne les avons pas observés. En examinant attentivement tous nos malades, nous n'avons pas vu survenir des déviations tardives, qui relèvent de cette cause. Nous ne parlons évidemment que des interventions faites depuis un an ou deux. Nos autres observations sont trop récentes pour nous permettre d'affirmer l'absence de troubles ostéogéniques.

Il est une dernière objection que nous devons discuter. Pour quelques auteurs, la solidité de l'articulation du coude serait compromise par l'intervention. Cette objection ne s'adresse évidemment qu'à l'ablation d'un fragment, car avec la reposition simple, méthode qu'il faut chercher le plus possible à réaliser, on ne voit pas pour quelle raison la statique articulaire serait modifiée.

Nos observations I et VIII, à l'occasion desquelles ont été pratiquées respectivement l'ablation du condyle interne et celle du condyle externe, ont montré que la solidité du coude de ces deux enfants, revus deux ans et demi après l'intervention, était très satisfaisante. Dans les deux cas, l'enfant faisait tous ses mouvements et se servait très utilement de son avant-bras. En plaçant le membre supérieur dans l'extension, on n'obtenait pas ou très peu de mouvements de latéralité. Nous pensons que, même si la solidité du coude devait être un peu modifiée, cela ne serait pas une contre-indication à l'intervention, car il est démontré que pour les fractures du membre inférieur, c'est la solidité qu'on doit rechercher avant tout, et que pour le membre supérieur, au contraire, c'est vers le retour des mouvements qu'on doit faire tendre tous ses efforts.

Il nous resterait encore à parler d'une objection qu'ont faite certains auteurs à l'intervention sanglante. A leur avis, cette dernière ne permettrait pas d'obtenir des résultats sensiblement meilleurs qu'une réduction tentée avec soin. « Le temps, disent-ils, fait souvent mieux que le chirurgien, et avec moins de frais. » C'est en rappelant cette phrase qu'on a condamné souvent l'intervention sanglante. Elle nous paraît consacrer une erreur. Nous rapellerons ce que nous disions au début, à savoir que la fracture du coude de l'enfant, vicieusement consolidée, est susceptible de s'adapter, mais jamais au point de permettre un retour satisfaisant des mouvements. Le nombre des malades qu'on revoit tardivement et qui sont devenus des infirmes, est trop considérable pour qu'on puisse ne pas tenir compte de ces mauvais résultats. Sans doute, il faut chercher à réduire, mais quand on vérifie qu'on ne peut pas y arriver, il est nécessaire de ne pas s'acharner, car on risquerait de créer des dégâts irréparables : arthrite et décollements. Si la nécessité d'intervenir de façon précoce par voie sanglante s'est posée au chirurgien, c'est précisément à cause de l'inefficacité fréquente des tentatives de réduction.

C'est justement pour réfuter les objections précédentes que nous avons entrepris ce travail et nous espérons démontrer les bons résultats que l'intervention sanglante est susceptible de donner, en analysant nos quelques observations.

Nos observations se divisent en deux catégories : ou interventions immédiates ou interventions retardées.

I. — Interventions immédiates.

Nous en avons quatre observations :

1° Une fracture du condyle interne, irréductible par rotation du fragment sur lui-même. L'intervention a été faite le dixième jour (extirpation du fragment). Les résultats constatés actuellement sont très satisfaisants. Au point de vue fonctionnel, la flexion est totale, l'extension est très légèrement limitée (vers 165°), la pronation et la supination sont complètes. Les résultats esthétiques sont certainement inférieurs au précédents. L'extrémité supérieure du cubitus est venue occuper la région laissée libre par le condyle interne.Le condyle externe est très saillant et a poussé une pointe en dehors et en bas de la tête radiale. Le coude est malgré tout solide. A peine quelques très légers mouvements de latéralité : légère déviation en cubitus varus.

2° Notre second malade (obs. II) avait une fracture du condyle externe irréductible par bascule du fragment. Il a été traité le deuxième jour après sa fracture par la reposition sanglante sans fixation. Les résultats esthétiques et fonctionnels sont parfaits (voir photographie). L'examen du cliché montre également que la reposition a été parfaite et qu'il ne s'est développé, au niveau de .la fracture, aucune ossification exubérante.

3° L'observation III concerne une suscondylienne, datant de quatre à cinq jours, irréductible par engrènement des fragments. Le malade a été opéré par M. le docteur Laroyenne, dès que l'irréductibilité a été reconnue. Reposition du fragment inférieur, après résection de l'extrémité inférieure de la diaphyse, sur une hauteur de un demi-centimètre environ. Les résultats fonctionnels et esthétiques, dans ce cas, ont été excellents.

4° (obs. IV). Le dernier malade s'est présenté dans des conditions différentes. Il venait de faire une chute sur le coude et la réduction avait été tentée par un rebouteur. Le coude était tuméfié et le diagnostic clinique très difficile. La radiographie montrait qu'il s'agissait d'une suscondylienne avec grosse luxation postérieure. Les tentatives de réduction sont impossibles; elles ont pour effet de transporter en avant la totalité du fragment inférieur. L'intervention sanglante, faite dix jours après, permet la reposition du fragment.

Le résultat n'a pas été satisfaisant au début. Lorsque le plâtre fut enlevé, les mouvements étaient impossibles.

Mais après quelques jours, ils ont commencé à revenir et cette enfant, que nous venons de revoir, a maintenant tout son fonctionnement articulaire : flexion complète ainsi que pronation et supination. Extension limitée à 165° environ.

En résumant ces observations, nous ferons remarquer que toutes ces interventions ont donné d'excellents résultats, que certainement l'immobilisation n'aurait pas fournis, à cause de la persistance d'un déplacement qui gênait mécaniquement les mouvements. Un des résultats (obs. II) a été parfait. Nous l'attribuons à l'intervention faite très rapidement, deux jours après le traumatisme.

II. — Interventions retardées.

Nos sept interventions retardées concernent deux fractures suscondyliennes, deux fractures du condyle externe, deux fractures de l'épitrochlée, une fracture du condyle interne. Toutes les interventions ont été faites tardivement. L'intervention la plus précoce a été pratiquée trois semaines après le traumatisme, la plus tardive. deux mois après. Les résultats obtenus ont été les suivants : trois résultats très satisfaisants. Dans deux cas. tous les mouvements sont possibles, dans un autre, la flexion est limitée à 40°, mais l'enfant peut toucher son épaule.

Dans un cas, résultat médiocre : la flexion est possible à 35°, l'extension à 125°. Les trois dernières interventions ont donné des résultats mauvais.

L'examen des malades précédents nous a permis les conclusions suivantes : l'intervention sanglante retardée donne de mauvais résultats. Dans les trois cas où les résultats ont été satisfaisants, nous remarquons qu'il s'agit toujours d'interventions simples. Dans deux cas, il s'agit de fractures de l'épitrochlée, dans lesquelles la limitation des mouvements dépendait d'une interposition du noyau épitrochléen. L'intervention a été simple, il a suffi de rechercher l'épitrochlée, repérée au préalable. On a pu l'enlever facilement, sans être obligé de recourir à des manœuvres longues et compliquées de réduction. Dans un troisième cas, il s'agit d'une fracture du condyle externe, très déplacé en dehors et un peu en avant, et limitant la flexion au voisinage de l'angle droit.

Il a suffi, dans ce cas, de supprimer le fragment, très superficiel, pour voir réapparaître les mouvements, et le résultat a été bon. C'est, dans ces trois cas, à la simplicité de l'intervention, que nous attribuons les heureux résultats.

Un résultat médiocre et trois résultats mauvais nous paraissent démontrer amplement qu'on ne doit rien espérer de l'intervention sanglante retardée, dans les cas habituels. Nous concluons volontiers, qu'en pareil cas, il vaut mieux laisser l'enfant récupérer petit à petit quelques mouvements articulaires, quitte à intervenir tardivement, lorsque tout sera fini dans l'évolution de la fracture.

OBSERVATIONS

OBSERVATION I

Fracture du condyle interne.

C..., Auguste, 13 ans. L'enfant entre salle Saint-Augustin, dans le service du docteur Vignard, le 3 avril 1905.

Il vient de faire une chute sur le coude gauche dans des conditions difficiles à déterminer. Gonflement énorme de toute l'articulation et vaste ecchymose sur le côté interne.

L'avant-bras est placé en cubitus valgus exagéré et en demi-flexion. Au niveau de la région condylienne interne de l'humérus, la pression provoque une grosse crépitation, et l'on sent à ce niveau un fragment mobile sous le doigt.

La radiographie récente (voir radiographie 1) montre que le condyle interne a été fracturé.

10 avril. — Une tentative de réduction est faite, mais il est impossible de réduire complètement.

13 avril. — Intervention sous anesthésie, pour enlever le fragment osseux qui limite les mouvements de flexion. Incision sur le côté interne du coude. On découvre un fragment osseux du volume d'une grosse noix. Ce fragment est formé par l'épitrochlée et le condyle interne. On extirpe le fragment qui a basculé sur lui-même de façon que sa surface cartilagineuse regarde la surface humérale fracturée.

Pansement. — Gouttière plâtrée postérieure en demi-flexion.

18 avril. — Premier pansement. On enlève les fils. Gouttière plâtrée postérieure en extension presque complète.

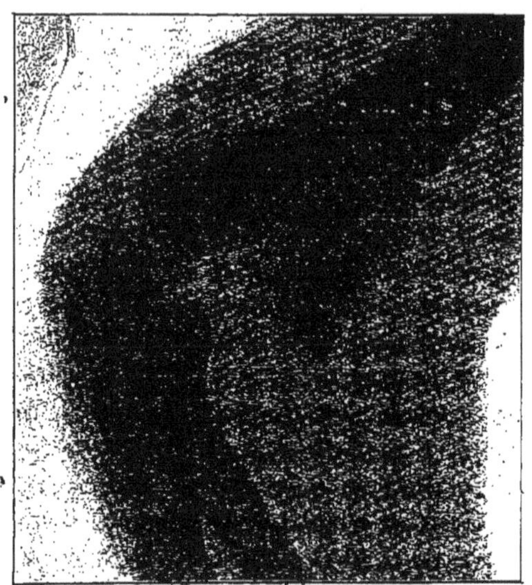

M... Félix. — Fracture suscondylienne. — Gros déplacement postérieur
et butoir diaphysaire antérieur.

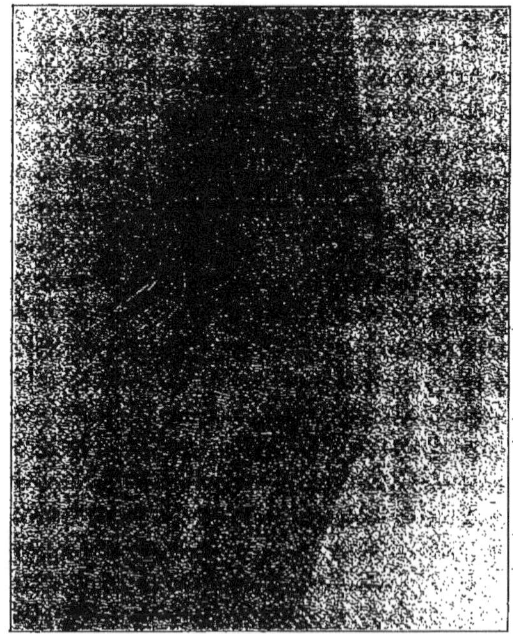

C... Auguste. — Obs. I. — Avant l'intervention.

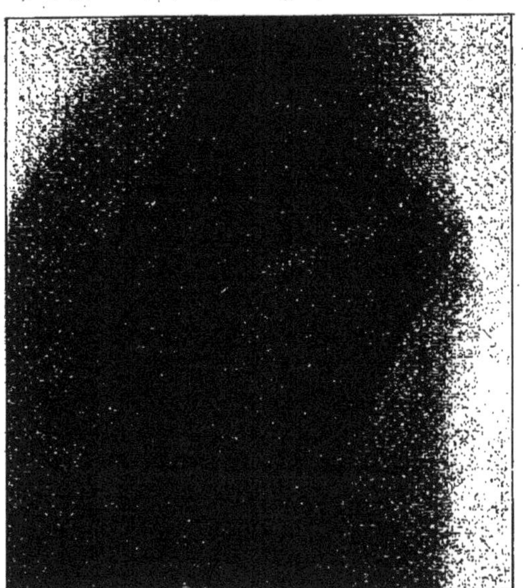

C... Auguste. — Obs. I. — Face après intervention.

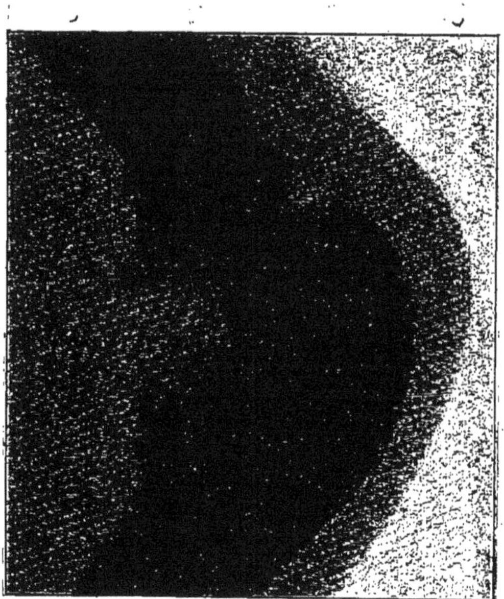

C... Auguste. — Obs. I. — Profil après intervention.

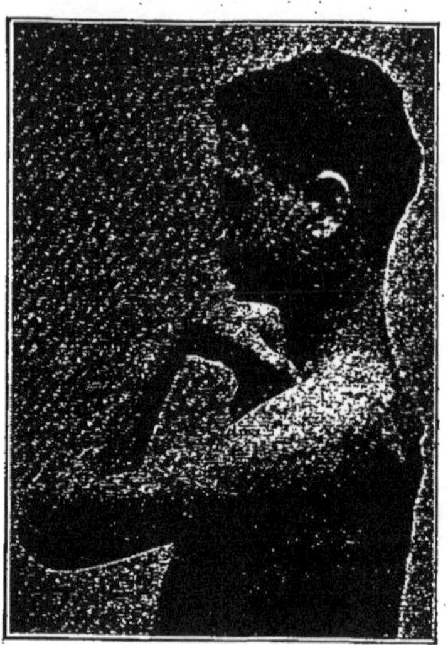

C... Auguste. — Obs. I. — Photographie trois ans après l'intervention.

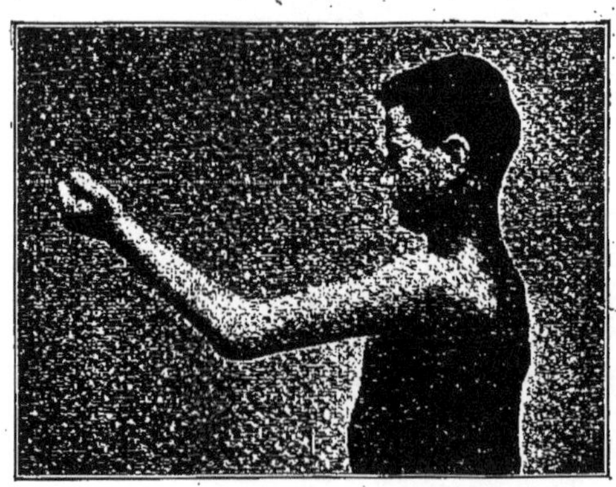

C... Auguste. — Obs. I. — Photographie trois ans après l'intervention.

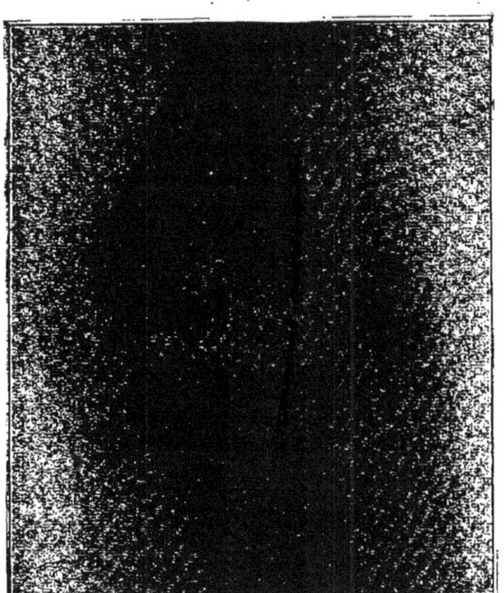

R... Fernand. — Obs. II. — Face avant l'intervention.

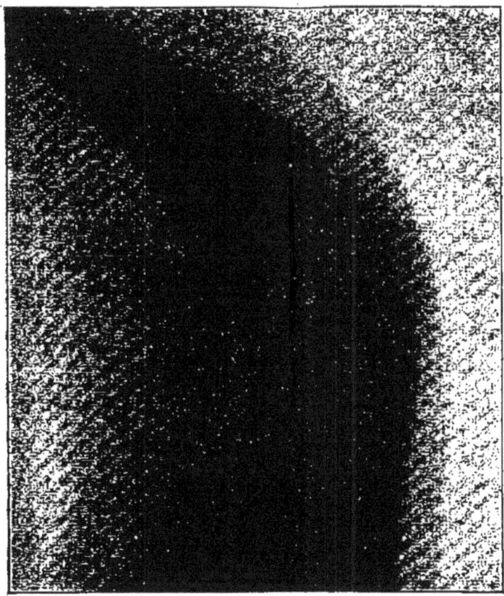

R... Fernand. — Obs. II. — Profil avant l'intervention.

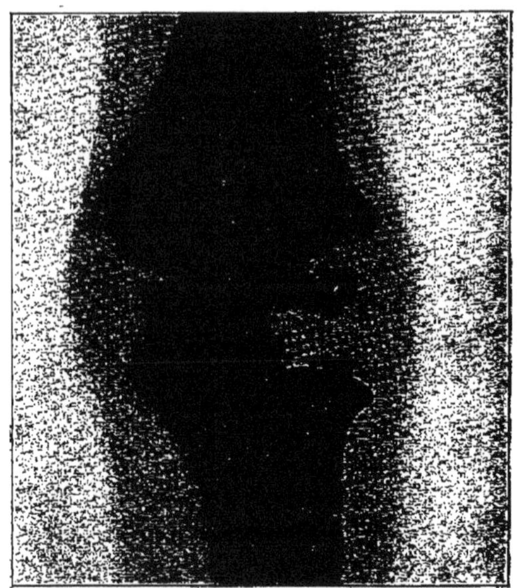

R... Fernand. — Obs. 11. — Face un an et demi après l'intervention.

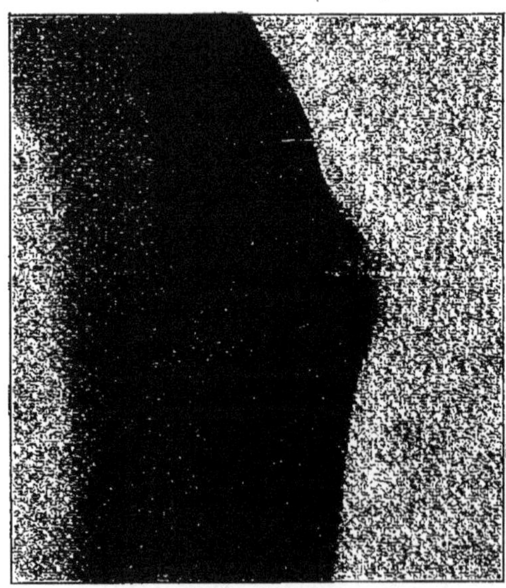

R... Fernand. — Obs. 11. — Profil un an et demi après l'intervention.

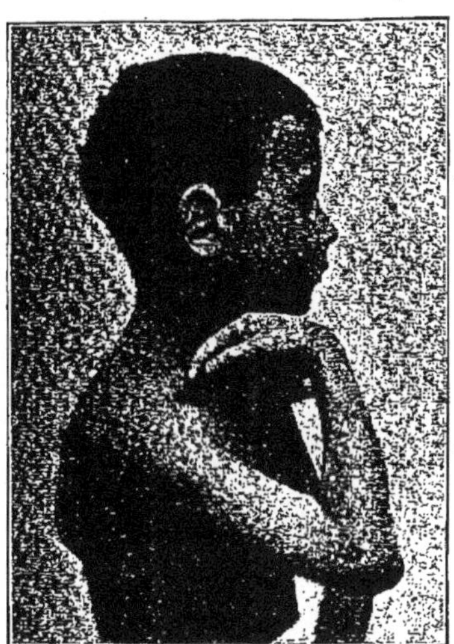

[R... Fernand. — Obs. II. — Phot. un an et demi après l'intervention.

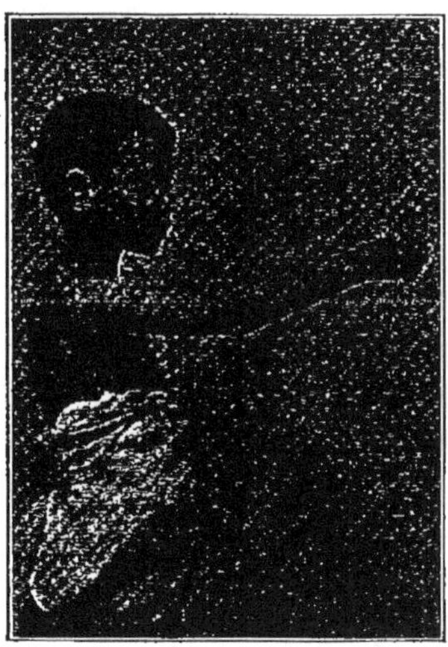

R... Fernand. — Obs. II. — Photographie un an et demi après
l'intervention.

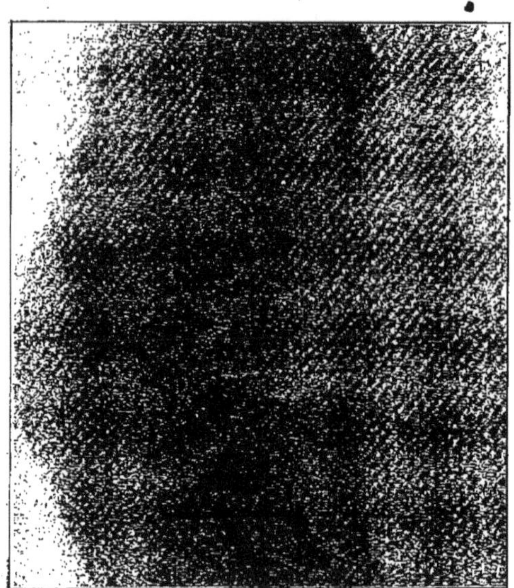

A... Antoine. — Obs. III. — Profil avant l'intervention.

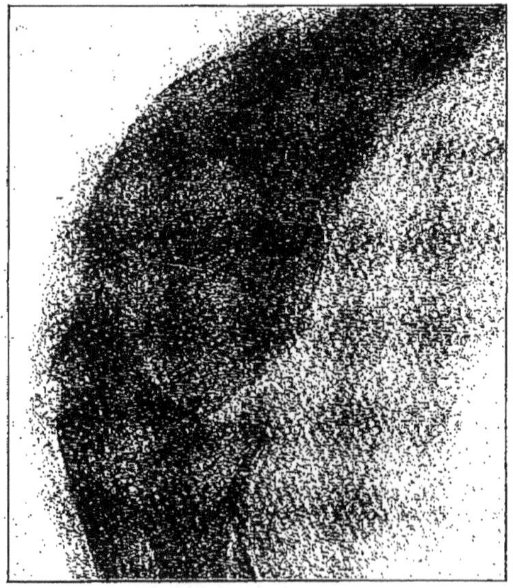

A... Antoine. — Obs. III. — Profil un an après l'intervention.

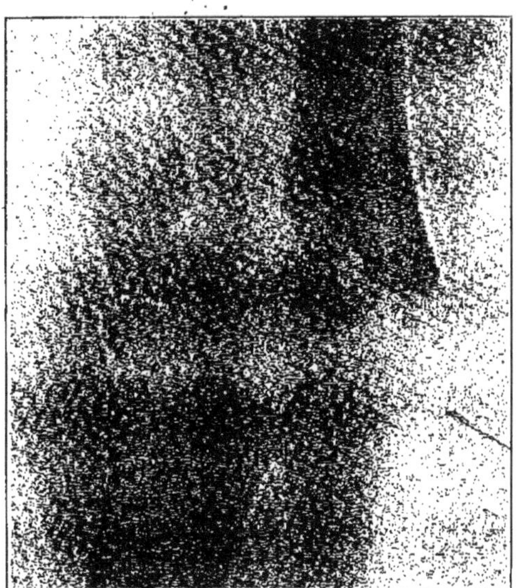

II... Marie. — Obs. IV. — Face avant l'intervention.

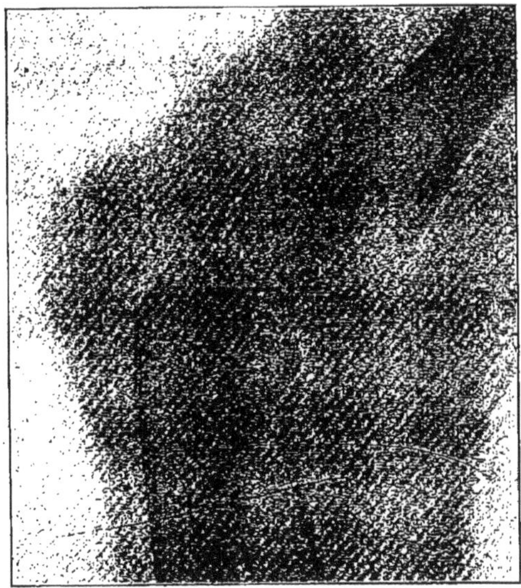

II... Marie. — Obs. IV. — Profil avant l'intervention.

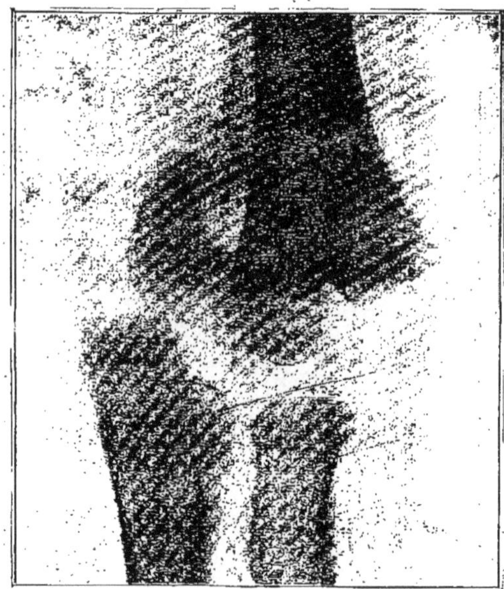

J... Louis. — Obs. V. — Face avant l'intervention.

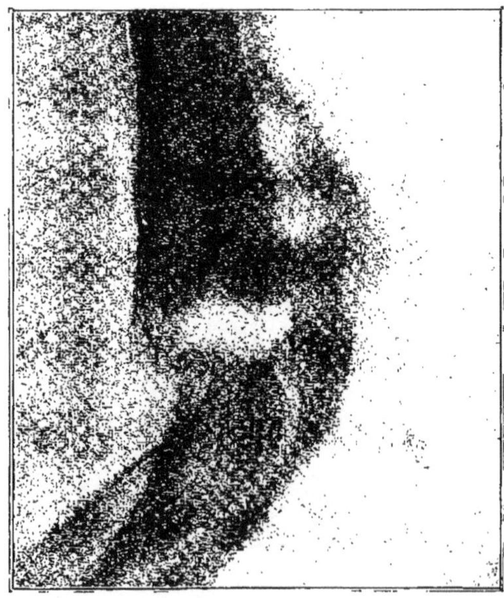

J... Louis. — Obs. V. — Profil avant l'intervention.

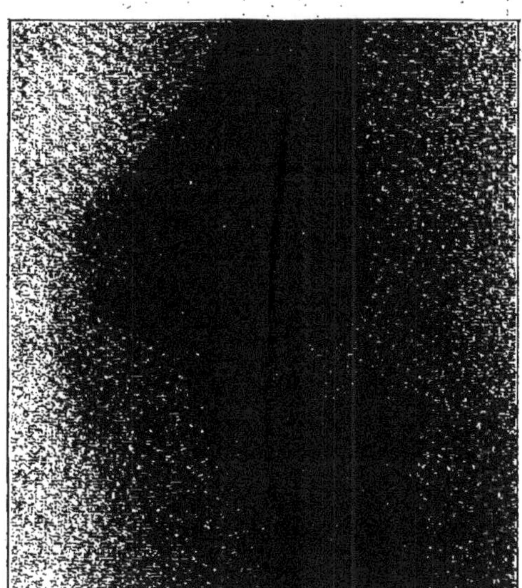

G... Jean. — Obs. VI. — Face avant l'intervention.

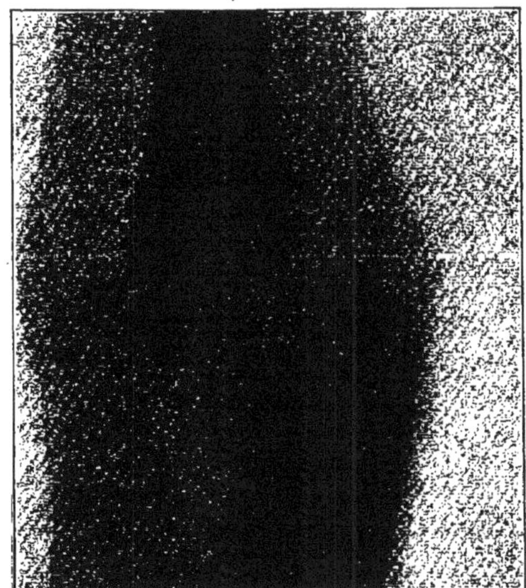

G... Jean. — Obs. VI. — Profil avant l'intervention.

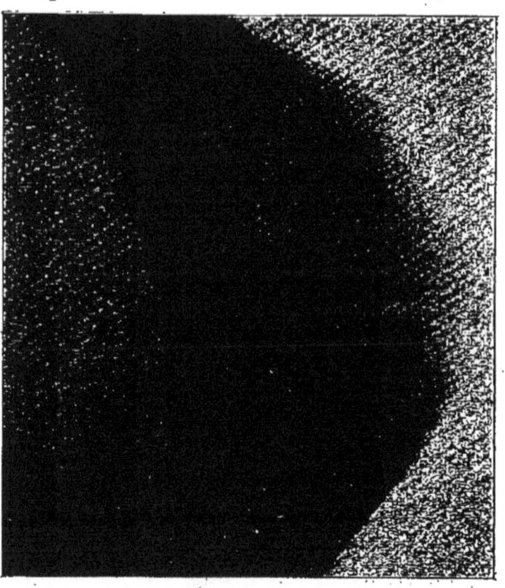

S... Adrien. — Obs. VII. — Fracture de l'épitrochlée avec interposition
articulaire avant intervention.

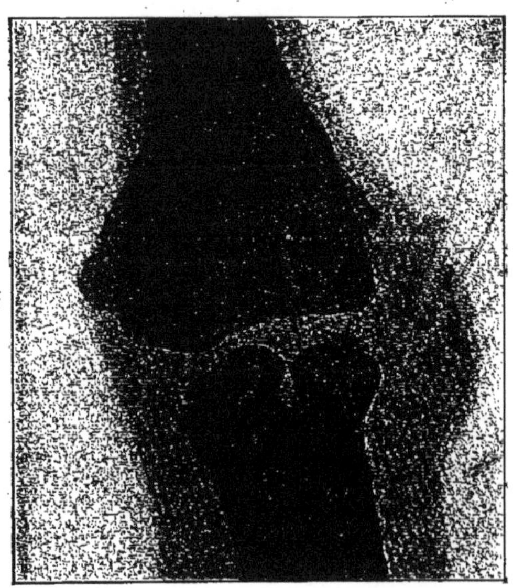

L... Germaine. — Obs. VIII. — Face avant l'intervention.

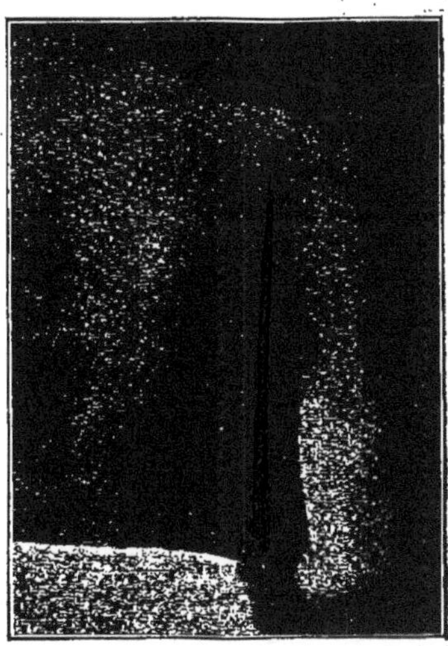

L. . Germaine. — Obs. VIII. — Phot. avant l'intervention.

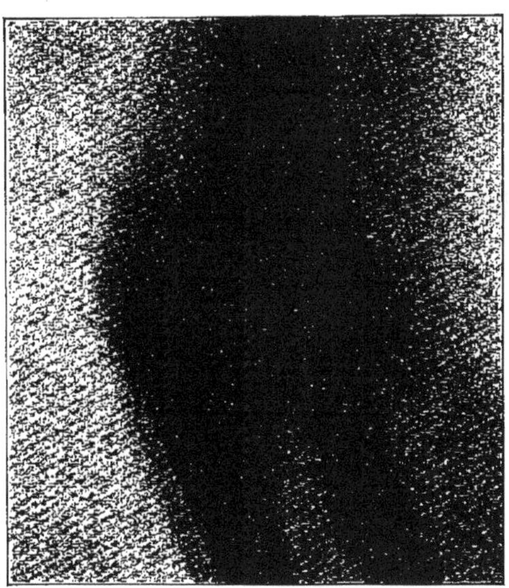

D... Rosa. — Obs. IX. — Face avant intervention.

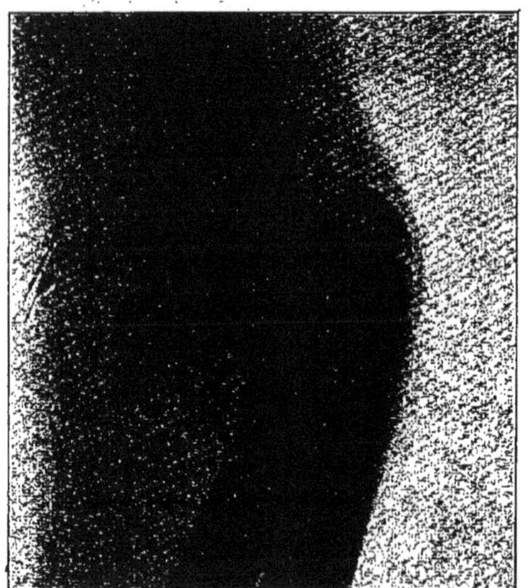

D… Rosa. — Obs. IX. — Profil avant l'intervention.

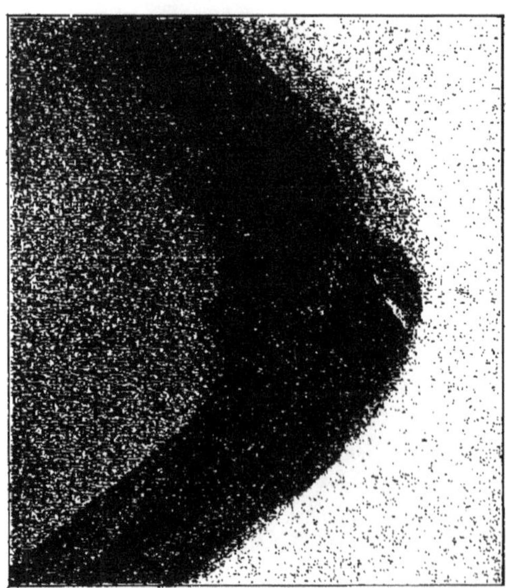

D… Rosa. — Obs. IX. — Profil six mois après l'intervention.

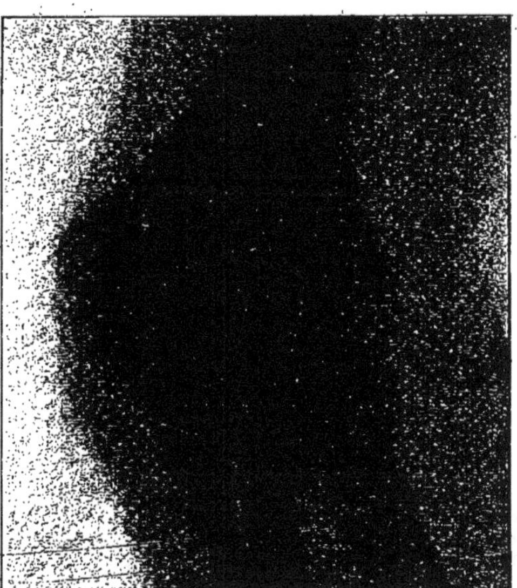

B... Henriette. — Obs. X. — Face avant intervention.

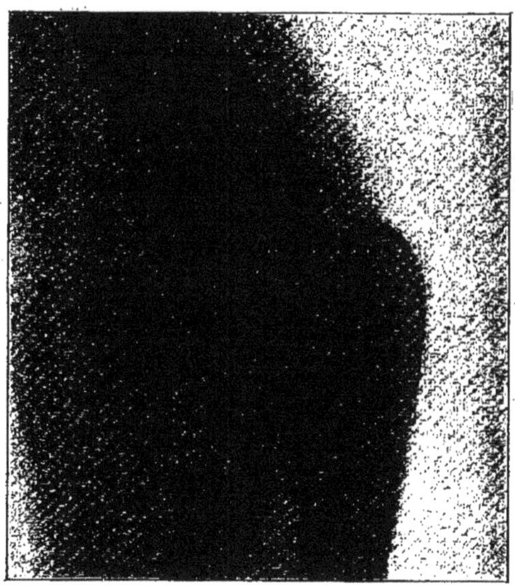

B... Henriette. — Obs. X. — Profil avant intervention.

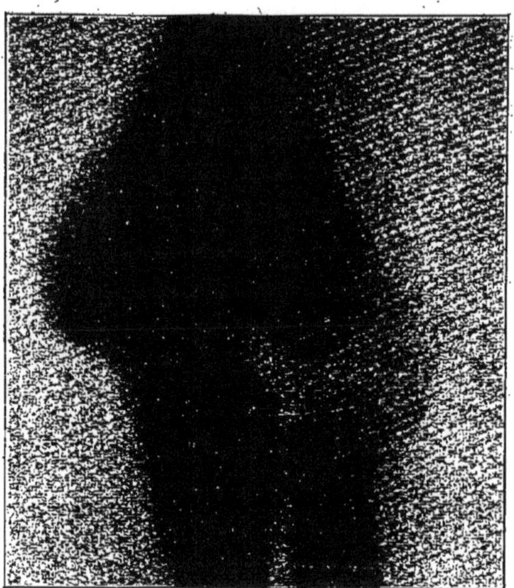

B... Henriette. — Obs. X. — Face après intervention.

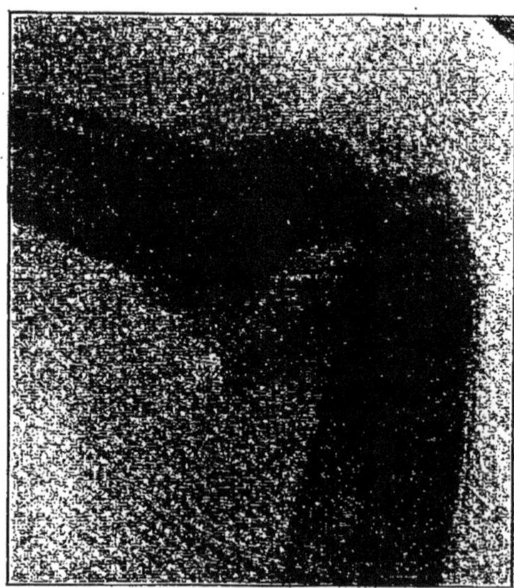

B... Henriette. — Obs. X. — Profil après intervention.

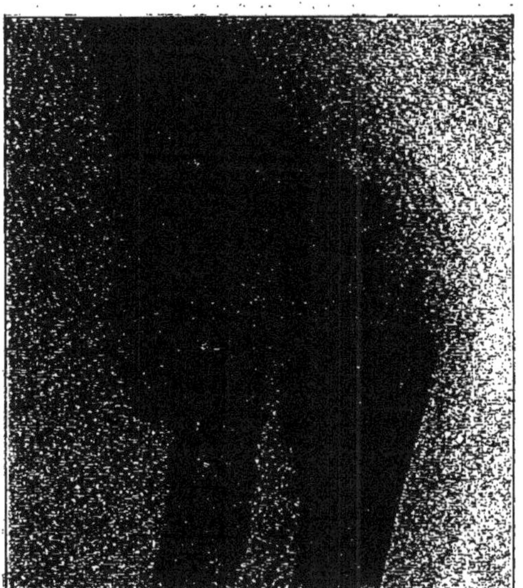

D... Vincent. — Obs. XI. — Face avant intervention.

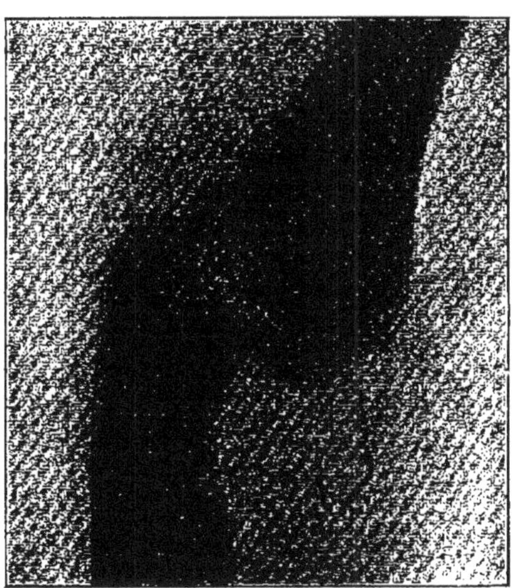

D... Vincent. — Obs. XI. — Profil avant l'intervention.

La température s'est élevée le deuxième jour à 39°. Le quatrième jour, elle est à 37° (voir courbes de température).

Feuille de température I (C... Auguste).

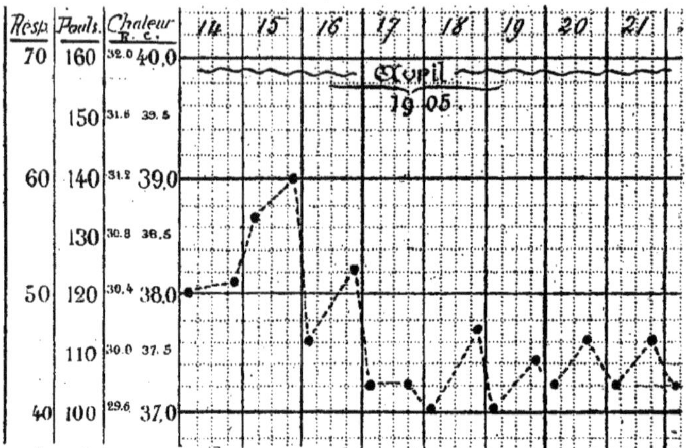

22 avril. — Cicatrisation complète de la plaie. Nouveau plâtre en extension complète avec supination forcée et tendance naturelle au cubitus varus.

27 mai. — Plâtre en flexion forcée.

Enfant revu le 30 novembre 1905, et présenté à la Société de Chirurgie de Lyon par M. Vignard. Flexion complète. Extension limitée.

L'enfant, depuis, a été revu plusieurs fois. Le résultat s'est maintenu excellent. L'extension a gagné petit à petit.

Nous l'avons revu le 5 février 1908. La flexion était complète, l'extension à peine limitée (voir photographies). Une seule déformation existe, c'est la saillie exagérée du condyle externe et l'attitude légère en varus par l'ascension du cubitus. Quelques craquements articulaires. Pas de laxité ligamentaire.

OBSERVATION II

Fracture du condyle externe.

R...., Fernand, 6 ans. Entré salle Saint-Augustin le 10 juillet 1906.

L'enfant est tombé hier sur le coude.

Il présente tous les signes classiques d'une fracture du condyle externe, refoulé en bas et en avant.

La radiographie montre que le fragment est venu se loger sur le côté externe de l'articulation. Les mouvements sont à peu près impossibles.

11 juillet. — Tentatives infructueuses de réduction sous anesthésie. On se rend compte que l'interposition du fragment gêne les mouvements.

12 juillet. — Intervention sanglante. Incision sur la face externe du coude. On découvre le fragment basculé sur lui-même, de telle façon que la lèvre externe de la trochlée est dirigée en haut et l'épicondyle regarde l'extrémité supérieure du radius. Reposition sanglante du fragment condylien. A ce moment, tous les mouvements sont possibles. Immobilisation en extension et supination forcées qui paraît la seule position favorable au maintien du fragment.

20 juillet. — Premier pansement. Plâtre en extension.

25 juillet. — Deuxième pansement. Cicatrisation complète. L'enfant souffre quand on essaie de le mobiliser. Plâtre dans la même position. Plusieurs pansements les jours suivants. On continue à immobiliser le coude encore douloureux.

Dès le mois de septembre, les mouvements sont complets, sauf l'extension encore un peu limitée.

Nous avons revu cet enfant le 5 février 1908. Les résultats esthétiques et fonctionnels sont parfaits (voir photographie). Une nouvelle radiographie montre que la reposition a été obtenue exactement.

Observation III

Fracture suscondylienne.

A..., Antoine, 13 ans. Entré salle Saint-Augustin le 21 août 1906.

La fracture est très récente ; l'enfant est tombé sur son coude de sa hauteur.

Impotence fonctionnelle presque complète. Avant-bras en demi-flexion. Attitude de la luxation postérieure et externe.

La radiographie montre l'existence d'une suscondylienne classique avec luxation postérieure et externe du fragment.

Tentatives de réduction impossibles. On ne peut pas désengrener le fragment.

30 août. — Incision sur le côté latéral interne du coude (M. le docteur Laroyenne). On voit la disposition des fragments soupçonnés, c'est-à-dire leur engrènement. Reposition sanglante après résection d'une partie de l'extrémité inférieure de la diaphyse. Plâtre en extension.

25 septembre 1906. — Premier pansement. Bonne cicatrisation. Extension complète. Flexion possible à l'angle droit. Nouveau plâtre dans cette attitude.

Feuille de température II (A... Antoine).

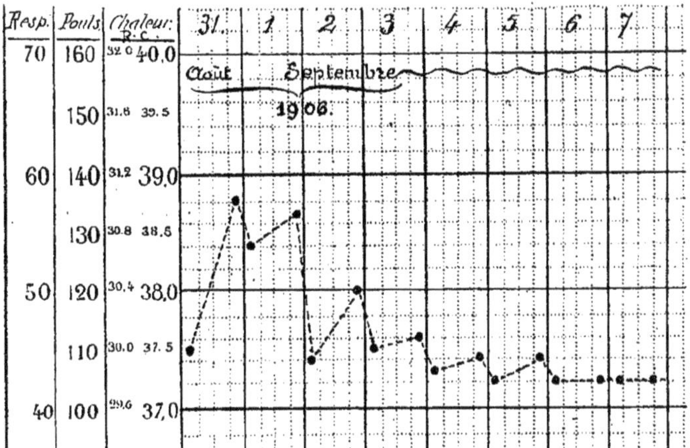

Quand l'enfant quitte le service, le 29 octobre, tous ses mouvements sont possibles : le plâtre est supprimé.

Un mois après, le résultat était parfait. L'enfant, revu en novembre 1907, est parfaitement guéri et possède tous ses mouvements sans aucune déformation.

OBSERVATION IV

Fracture supra-condylienne du coude gauche avec déplacement d'un fragment inférieur et des os de l'avant-bras en arrière et en dehors.

H..., Marie, 9 ans. Entrée salle Sainte-Renée, le 19 juillet 1907.

L'enfant a fait une chute la veille et depuis, elle ne peut plus bouger son avant-bras.

Coude en flexion à angle très obtus. Coude tuméfié avec petites ecchymoses à la face interne du bras. A la face in-

terne, on sent le bec de la portion supérieure de l'humérus.
A la face antérieure du bras, on sent la corde humérale.
En arrière, l'olécrâne est déplacé en haut et en arrière. A
la face externe, on sent une saillie du fragment inférieur.
En arrière et en dedans, il y a une forte encoche en coup
de hache.

La radiographie montre une fracture supra-condylienne
avec déplacement en arrière et en dehors et rotation de
ce fragment.

Réduction par flexion. On n'a aucune prise sur le déplacement latéral ; par conséquent la partie du fragment inférieur, qui n'est plus en contact avec le supérieur, passe en
avant. La flexion se faisant entre une partie du fragment
inférieur et le supérieur, la pointe de celui-ci, sous la peau,
s'accentue.

Le déplacement latéral ne peut se corriger que par l'extension et la supination, car c'est uniquement dans cette
position que l'on a une prise sur les deux fragments.

27 juillet. — Vue à la radiographie : la réduction n'a
rien donné. La totalité du fragment inférieur semble avoir
basculé en avant.

Intervention sanglante. — On fait une incision dans la
région latérale externe du bras, on soulève le corps de l'humérus avec une pince de Farabœuf, on attire en sens in-
verse le fragment inférieur de l'humérus. Les deux fragments de la fracture se mettent alors en présence l'un de
l'autre ; la fracture est ainsi réduite. On peut plier le
coude, sans que le fragment osseux, qui, avant l'opération,
pointait sous la peau, réapparaisse.

22 août. — On supprime le plâtre.

29 août. — L'enfant a porté des poids sans que les mouvements d'extension aient beaucoup varié.

Il semble que les mouvements de flexion aient perdu.
Quand on veut fléchir, on sent une résistance et des craquements.

Plâtre en hyperflexion.

21 septembre. — L'enfant fait très difficilement quelques mouvements. Elle garde surtout de la pronation et fait difficilement de la supination. Elle quitte le service.

Cette enfant a été revue le 16 février 1908. Le résultat actuel est excellent. Aucune déformation, sauf légère saillie externe au-dessus du coude.

Les mouvements ont très rapidement gagné.

La flexion est complète, l'extension un peu moindre que du côté sain. L'enfant se sert très utilement de son bras.

Observation V

Fracture suscondylienne.

J..., Louis, 10 ans. Entré le 7 avril 1906.

L'enfant a fait une chute sur le coude, il y a trois semaines. Il a été vu par un rhabilleur. On constate, à son entrée, les signes classiques d'une fracture suscondylienne. L'avant-bras est en demi-extension avec impossibilité de flexion. La radiographie récente montre le déplacement postérieur et interne.

Intervention le lendemain. Incision sur le côté interne du triceps. Puis, pour donner plus de jour, deuxième incision sur le côté externe. On mobilise ce fragment d'un coup de ciseau, et on le place dans le prolongement de l'extrémité inférieure de l'humérus. Plâtre en extension et supination.

14 avril. — L'enfant est emmené chez lui, n'ayant eu aucun pansement et contre la volonté du chef de service.

30 avril. — Il revient. Premier pansement. Cicatrisation complète. Nouveau plâtre en flexion; l'enfant repart et enlève lui-même son plâtre à une époque inconnue.

L'enfant a été revu à plusieurs reprises et en dernier lieu le 13 mars 1907. A ce moment, l'enfant se servait très utilement de son avant-bras, mais les mouvements sont incomplètement revenus. Extension possible à 125°, la flexion à 35°. La supination et la pronation étaient complètes.

Observation VI

Fracture de l'épitrochlée.

G..., Jean, 12 ans. Entré le 1ᵉʳ juillet 1906.

La fracture date de trois semaines.

Lorsque l'enfant se présente, impotence fonctionnelle presque complète. Le coude présente la déformation de la luxation postérieure. Il est très gros et très douloureux. L'enfant a été vu par un rebouteur. Il n'a jamais été immobilisé.

L'olécrâne est en haut et en dedans de l'extrémité inférieure de l'humérus. Tête radiale en haut et en arrière de son siège habituel. Mouvements de latéralité très étendus : coude de polichinelle.

La radiographie montre l'existence de la luxation postérieure. On ne voit pas le fragment.

Intervention le 5 juillet 1906. Incision sur le côté interne. On s'aperçoit, après décollement, que la face postérieure de l'humérus a été dénudée du périoste. Un trait de fracture existe sur le bord interne de l'humérus. Il répond à l'implantation élargie de l'épitrochlée. Un fragment osseux est interposé entre l'olécrâne et la trochlée. Il faut détacher ce fragment adhérent à l'humérus par des jetées périostiques et l'extraire pour pouvoir réduire la luxation. On s'aperçoit à ce moment que les mouvements reprennent leur amplitude normale.

Drainage et immobilisation en flexion.

12 juillet. — Suppression du drainage. Apyrexie complète. Nouveau plâtre en flexion forcée.

18 juillet. — Nouveau plâtre en extension moyenne.

25 juillet. — En enlevant le plâtre, on constate que la flexion spontanée est possible à 35°. L'extension est possible à 130°. Le plâtre est définitivement supprimé le 30 juillet.

L'enfant est revu le 2 août 1907. Tous les mouvements sont conservés, sauf extension un peu limitée. Il n'y a aucune déformation.

Observation VII

Fracture du coude (15 novembre 1907).

S..., Adrien, 14 ans.

Chute sur le coude, il y a quarante-cinq jours. Ecchymose surtout de la partie interne.

A son entrée, coude immobile. La flexion n'atteignant pas l'angle droit, en position de demi-pronation fixe. L'avant-bras ne paraît pas luxé sur le bras; on sent, à la partie interne, une énorme masse osseuse qui empiète sur l'extrémité supérieure du cubitus. La tête radiale roule en avant et plus haut que normalement.

La radiographie montre qu'il n'y a pas de déplacement. Une cavité coronoïde du cubitus agrandie, une épitrochlée absente arrachée, qui paraît être tombée dans l'articulation. Pas de troubles nerveux dans le domaine du cubital.

Intervention. — On fait une incision parallèle au bord interne de l'humérus, empiétant sur le bord interne du cubitus. On trouve une surface fracturée correspondant à la surface de l'épitrochlée, et, dans l'articulation, entre le cubitus et la trochlée, une petit fragment osseux sur lequel se font quelques insertions musculaires et qui paraît correspondre à l'épitrochlée. On l'enlève et aussitôt les mouvements de flexion se font assez facilement. La supination également plus aisée. Quant à l'extension, elle n'atteint pas tout à fait la ligne droite.

18 novembre. — Pansement. Le malade va très bien.

9 décembre. — Le malade plie son bras notablement jusqu'à l'angle droit. La flexion va jusqu'à 70°. L'extension va jusqu'à 120°.

L'enfant doit donner de ses nouvelles.

Milieu de janvier 1908. — La mère a répondu que le résultat était bon. Mouvements étendus, en flexion forcée, l'extrémité des doigts était à cinq centimètres de l'épaule.

Observation VIII

Fracture du condyle externe (5 août 1907).

L..., Germaine, 7 ans.

L'enfant a fait une chute quinze jours auparavant.

A l'entrée, on a une déformation considérable consistant, sur le côté externe de l'humérus (extrémité inférieure), en une énorme saillie osseuse apparaissant sous la peau et menaçant de la percer dans les mouvements de flexion. Cette saillie représente le condyle externe qui paraît avoir été détaché et retourné.

Flexion dépasse légèrement l'angle droit, et extension n'est pas tout à fait complète. Pas de paralysie.

20 août. — *Intervention.* — Incision sur le fragment qui se trouve immédiatement sous la peau.

On voit d'abord la face du fragment fracturé. On décolle à la rugine. La surface articulaire du condyle regarde la partie fracturée de l'humérus.

On enlève le fragment qui représente une fracture oblique du condyle externe, avec fracture de l'épicondyle et de la moitié de la trochlée.

Après l'opération, la flexion arrive à être suffisamment complète pour que l'extrémité des doigts touche l'épaule.

On immobilise en hyperflexion.

29 août. — On enlève les fils. Mouvements parfaits, sans douleur.

Au milieu de septembre, l'enfant prend la scarlatine. On la revoit le 5 novembre. Mouvements de flexion et d'extension sont très bons; mais l'enfant a l'habitude de tenir son bras en position intermédiaire et on pourrait croire qu'il est fixé dans cette situation. Il n'en est rien. Il suffit de quelques mouvements provoqués, pour que la fillette puisse elle-même faire pronation et supination sans difficulté.

OBSERVATION IX

Fracture de la trochlée avec luxation des deux os de l'avant-bras en arrière.

D..., Rosa, 10 ans 1/2. Entrée le 19 juillet 1907.

Tombée, il y a deux mois, l'enfant a été soignée à l'hospice de Vienne pour une fracture du coude droit. Elle aurait été immobilisée en extension.

Actuellement, elle est envoyée dans le service pour une ankylose du coude.

L'enfant présente la déformation caractéristique de la luxation des deux os de l'avant-bras en arrière. En avant, et surtout en dedans, la peau est soulevée par une saillie osseuse qui correspond à une fracture de la trochlée, tandis que la région externe est indemne.

Sur la radiographie, on constate que la trochlée a été disloquée, écrasée. La région condylienne est intacte. Impossibilité de flexion. Le bras est fixé presque en extension. Pas de compression nerveuse.

25 juillet. — Incision sur le côté interne du tendon du triceps. On se rend compte que la fracture siège au niveau de la trochlée; mais le fragment est entouré de nouvelles formations périostées. On le mobilise en le détachant à la rugine et au ciseau. On arrive à faire de la flexion et on l'immobilise dans cette attitude.

22 août. — On fait un plâtre en flexion moindre et en supination prononcée.

29 août. — On enlève le plâtre; les mouvements ne paraissent pas limités. On commence à faire porter des poids.

5 septembre. — Les poids ont amélioré l'extension qui dépasse à peine l'angle droit. La pronation est persistante et la supination est impossible. On rompt les adhérences et on fait un plâtre en flexion et supination.

21 septembre. — L'enfant quitte le service. Elle présente

de bons mouvements, et une réduction qui paraît complète.

21 novembre. — On fait une mobilisation très forte. L'enraidissement du coude est exagéré. Il est apparu une ecchymose du pli du coude et de nombreux ostéophytes de l'articulation. On immobilise à angle droit.

Chez cette enfant, les mouvements ont très peu gagné et le résultat est loin d'être satisfaisant.

OBSERVATION X

Fracture suscondylienne.

B..., Henriette, 10 ans. Entrée salle Sainte-Renée, le 11 octobre 1907.

Il y a deux mois, l'enfant tomba d'un arbre sur le bras droit. Conduite aussitôt près d'un rhabilleur qui, par une intervention maladroite et ignorante, ne fit qu'aggraver la fracture. Elle ne fut amenée que tardivement à la Charité sur le conseil d'un médecin.

A l'entrée, on constate une déformation très grande. A l'extension, l'avant-bras n'est plus dans le prolongement du bras, mais forme avec l'axe du bras prolongé un angle de 45° environ.

A la partie interne du coude, on sent une énorme saillie osseuse, tandis qu'à la partie externe, on sent une dépression. Les os de l'avant-bras sont luxés légèrement en arrière et en dehors, et l'humérus fait saillie en avant et en dedans, augmenté dans le sens antéro-postérieur et transversal, par les édifications périostiques.

La radiographie montre un fragment volumineux tombé dans l'articulation, en avant du radius et du cubitus, et empêchant la flexion. Ce fragment semble appartenir au condyle externe.

16 octobre. — *Intervention.* — On incise sur la saillie interne et on se trouve en face d'un amas d'édifications secondaires périostiques, sans qu'on puisse voir aucun trait de fracture.

L'extrémité inférieure de l'humérus est éversée en avant, en menton de galoche, et les deux os de l'avant-bras sont luxés en arrière et en dehors.

On résèque l'extrémité proéminente inférieure de l'humérus et on rétablit les mouvements de flexion.

Il semble que la malade ait eu une fracture par flexion en avant, type rare.

28 octobre. — La flexion du coude ne dépasse pas l'angle droit. On met un plâtre en flexion forcée, ce qui détermine quelques craquements articulaires.

9 novembre. — On sort le bras du plâtre. Impotence fonctionnelle absolue.

31 décembre. — Les mouvements sont encore très limités. L'enfant n'a presque rien gagné.

OBSERVATION XI

Fracture du coude gauche.

D..., Vincent, 9 ans. Entré salle Saint-Augustin le 8 décembre 1907.

Tombé, il y a trois semaines, sur le coude. Un rebouteux l'immobilise huit jours, puis le mobilise. Ce n'est qu'aujourd'hui qu'il se présente à la visite.

On note impossibilité de la flexion, l'avant-bras venant buter contre le fragment supérieur de l'humérus. Déplacement du fragment inférieur en arrière et en dedans.

13 décembre. — Tentatives de réduction sans succès.

14 décembre. — Incision postérieure longitudinale à travers le tendon du triceps. On arrive sur l'olécrâne et on ne peut reconnaître à quel fragment on a affaire. Il semble qu'il n'y a pas de fracture totale. Après décollement des os de l'avant-bras et du fragment, le tout paraissant à la face postérieure de l'humérus, on réduit par traction en extension et flexion forcée. On fixe par un plâtre.

Sur la radiographie, on voit que le condyle est en place, les os de l'avant-bras luxés en arrière et que sur le côté interne un petit fragment est luxé en arrière sans qu'on puisse dire s'il appartient à la trochlée.

7 janvier 1908. — On enlève le plâtre aujourd'hui. Membre fixé à angle droit. Aucun mouvement.

A la date du *16 février 1908*, l'enfant est revu. L'état du coude ne s'est pas amélioré. L'enfant est de nouveau admis salle Saint-Augustin.

CONCLUSIONS

I. — Les fractures du coude de l'enfant comportent toujours un pronostic grave. Elles compromettent souvent le fonctionnement articulaire et, dans quelques cas, les manœuvres de réduction non sanglantes ne suffisent pas à amener la guérison.

II. — Le traitement sanglant primitif s'adresse à deux catégories de fractures :

1° Les fractures primitivement irréductibles (engrènement, rotation des fragments, interposition articulaire);

2° Des fractures qui ne peuvent être maintenues réduites, malgré tous les efforts du chirurgien.

III. — La reposition avec suture des fragments est rarement applicable à l'enfant. Elle nécessite une instrumentation compliquée, et les difficultés opératoires tiennent au petit volume des fragments et à la fragilité des os.

La reposition est la méthode de choix lorsqu'elle est possible. L'ablation est indiquée à défaut d'une réduction impossible par des manœuvres sanglantes.

IV. — Les résultats sont très différents suivant le moment de l'intervention. Ils sont très encourageants lorsqu'elle est faite de bonne heure. L'intervention immédiate est le traitement de choix des fractures irréductibles. Ils sont au contraire très mauvais, sauf quelques exceptions, lorsque l'intervention est retardée, c'est-à-dire pratiquée pendant la période de consolidation de la fracture.

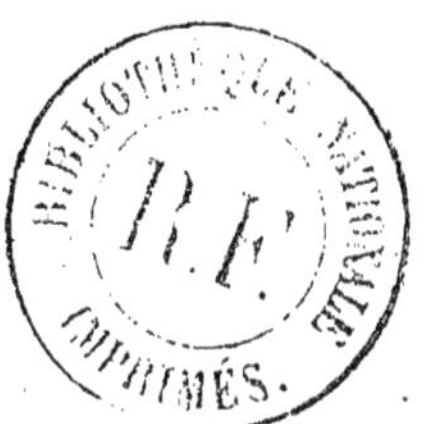

BIBLIOGRAPHIE

ALBERTIN. — Soc. Chirurg. Lyon, 10 décembre 1903. (Lyon Médical, 1904, p. 115.)

BÉRARD. — Soc. Chirurg. Lyon, 1904.

BERGALONNE. — Revue Médicale de la Suisse romande, 20 juillet 1907.

BERGER. — Congrès de Chirurgie, 1905.

BROCA. — Bull. Soc. Chirurg., 30 nov. 1904, p. 1016.

DESPRÉS. — Bull. Soc. Chirurg., 1880, p. 231.

GAUDIER. — Soc. Chirurg. Lyon, 30 juin 1904. (Lyon Médical, 1904, t. II, p. 557.)

GUYOT. — Bull. Soc. Anatomique, 12 avril 1907.

HUCHET. — Traitement chirurgical de fractures de l'extrémité inférieure de l'humérus. (Presse Médicale, 23 mars 1907.)

KOCHER. — Fractures de l'humérus et du fémur, trad. Ellsen, 1904.

LAMBOTTE. — L'intervention opératoire dans les fractures, 1907.

LLOYD Samuel. — New-York Medical Journal, 15 juin 1901. (Revue
d'Orthopédie, p. 145, 1902.)

MOUCHET. — Thèse de Paris, 1898. Fractures de l'extrémité inférieure
de l'humérus chez l'enfant.

MULLER. — Thèse de Lyon, 1904.

NÉLATON. — Soc. Chirurg., 1894.

NIMIER. — 18e Congrès français de chirurg., 2 octobre 1905. (Compte
rendu, p. 33.)

PAULI. — Centralblatt für Chirurgie, 1882, p. 157.

QUÉNU. — Soc. Chirurg. Paris, mai 1893.

Tuffier et Loubet. — Congrès belge de chirurg., 1902. (Intervention opératoire dans les fractures.)

Tuffier. — Bull. Soc. Chirurgie, 1893, p. 320.

Vignard. — Soc. Chirurg. Lyon, 30 novembre 1905. (Lyon Médical, p. 1106.)

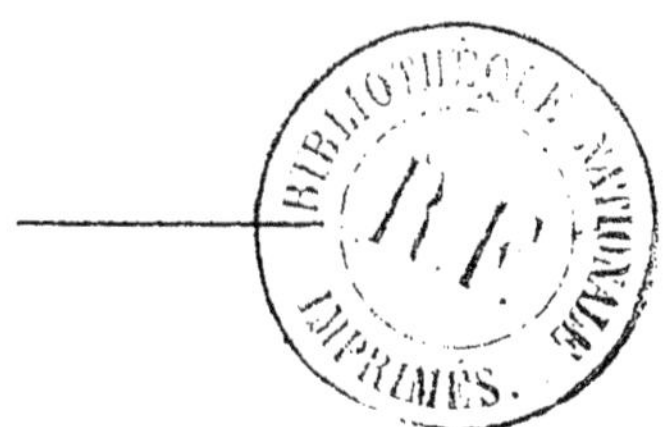